国家骨科医学中心 · 骨健康科普行动

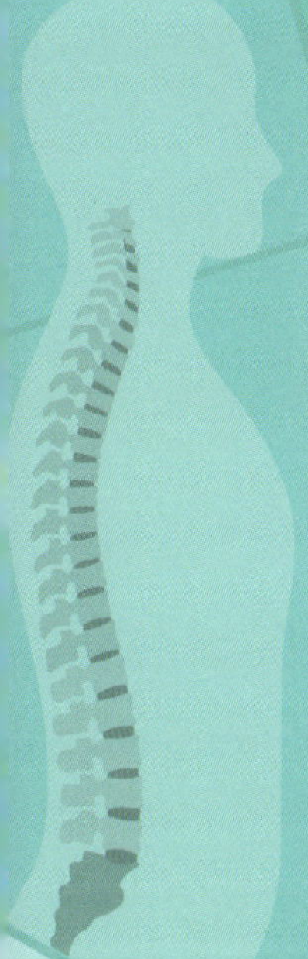

“腰”说爱你也容易

腰椎间盘突出症防治科普漫画

吴耀持　杨晔颖　主审
孙懿君　著

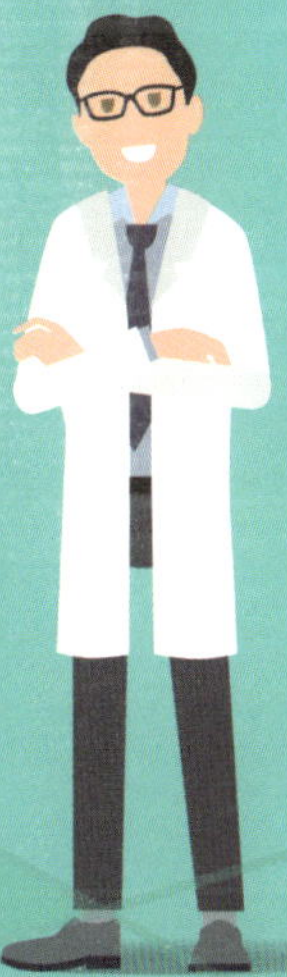

上海浦江教育出版社
（原上海中医药大学出版社）

图书在版编目（CIP）数据

“腰”说爱你也容易：腰椎间盘突出症防治科普漫画 / 孙懿君著 .—上海：上海浦江教育出版社有限公司，2022.5（2024.6 重印）

ISBN 978-7-81121-751-3

Ⅰ . ①腰…　Ⅱ . ①孙…　Ⅲ . ①腰椎—椎间盘突出—防治—普及读物　Ⅳ . ① R681.5-49

中国版本图书馆 CIP 数据核字（2022）第 068777 号

“YAO” SHUO AINI YE RONGYI
“腰”说爱你也容易

上海浦江教育出版社（原上海中医药大学出版社）出版发行

社址：上海海港大道 1550 号上海海事大学校内　邮政编码：201306
电话：（021）38284910（12）（发行）　38284923（总编室）　38284910（传真）
E-mail: cbs@shmtu.edu.cn　URL: http://www.pujiangpress.com
上海光扬印务有限公司印装
幅面尺寸：140 mm × 168 mm　印张：6.75　字数：75 千字
2022 年 5 月第 1 版　2024 年 6 月第 2 次印刷
责任编辑：王　艳　封面设计：曾国铭
定价：52.00 元

序一

在生活的长河中，我们的身体如同航行的船只，而“腰”无疑是这艘船上的重要舵手，承载着支撑我们身体、维持平衡的重任。然而，随着现代社会节奏的加快和生活方式的改变，腰椎间盘突出症（简称“腰突症”）这一常见的健康问题，如同暗礁般悄然威胁着我们的健康之舟。

《“腰”说爱你也容易——腰椎间盘突出症防治科普漫画》的诞生，正是出于对大众健康教育的深切关怀和责任感。作者以深入浅出的方式，通过幽默诙谐的漫画形式，将腰突症的病因、症状、治疗方法及预防措施等复杂医学知识，转化为易于理解、引人入胜的情景化场面。

本书不仅是一本医学科普读物，更是一本充满人文关怀的健康指南。它用温馨的语言和形象的画面，向读者传递了关爱腰椎、珍爱健康的信息。在轻松愉快的氛围中，我们不仅可以学到实用的医学知识，还能感受到作者对脊柱健康事业的热忱与奉献。值得一提的是，在当下信息爆炸的社会环境中，人们对于健康知识的认知往往处于碎片化和零散化状态，而漫画这种形式的传播方式，不仅可以增加信息的传递效果，还能够提高读者的接受度和理解度。因此，本书充分利用这种形式，将更多的健康知识以生动有趣的方式呈现给大众，从而提高人们对脊柱健康的重视程度和自我保护意识。

最后，我要向所有为本书付出辛勤努力的作者和编辑团队表达我的衷心感谢。正是他们的智慧和不懈努力，孕育了这本充满爱心和知识力量的科普读物，使其得以问世。此书得到了专业人士的肯定与赞许，荣获第一届上海市健康科普推优选树活动“健康科普作品（图书类）”二等奖。我相信，《“腰”说爱你也容易——腰椎间盘突出症防治科普漫画》将成为广大读者了解腰突症、关爱腰椎健康的重要参考书籍之一。

正值上海市第六人民医院建院120周年之际，让我们一起翻开这本书，用知识的力量保护我们的脊柱健康，让生活更加充实与美好！

马昕

（马昕先生系上海市第六人民医院党委书记）

序二

日常生活中，您是否经历过腰腿疼痛的困扰与折磨？其实，腰腿疼痛原本就是一种相当普遍的病症，曾有人这样戏说道，马路上行走的10个人中，有9个人曾经出现过腰腿疼痛。如果我们进一步研究就会发现，其中有70%左右的人的腰腿疼痛是由腰椎间盘突出症（简称“腰突症”）导致的。不论是工作忙碌的白领、蓝领，程序员IT男，学业繁重的学生，妊娠期的准妈妈，还是享受退休生活的老年人，都会因为种种原因遭遇腰突症的“突袭”。腰突症是日常很容易发生的一种疾病，就如同我们感冒、咳嗽一样常见，以前相声小品里提到的“工作事业不突出，腰椎间盘突出”的“谐音梗”，使得腰突症这个“小恶魔”的的确确成为了我们生活当中的一种潜在或已经存在的降低生活质量的影响因素。

临床治疗腰突症的方法繁多，但是以非手术治疗为主。尤其对于症状较轻、病程较短的患者，只要日常生活中注意防护，了解这种病的大致发病原理，掌握一些相关的保健措施和干预方法，就可以最大程度地控制其发生和发展，减轻症状。

孙医生主编的《“腰”说爱你也容易》是一本专门讲述腰椎间盘突出症防治科普漫画书，它以问答和文字与漫画结合的形式，从腰部的年龄测试、腰椎间盘突出症的发病原因和诱发因素、腰突症的临床表现、腰突症患者的现身说法、当妊娠期遇到腰突症如何应对等方面，用“说老百姓听得懂的大白话”聚焦腰突症的核心问题，全方位将科普知识向读者娓娓道来。该书能帮助患者了解腰椎间盘突出症的日常保健、生活管理、家庭护理、特殊注意事项等。全书文字流畅、通俗易懂，漫画温馨可爱，对读者认识腰突症大有裨益。衷心感谢各方的大力支持，使得这本策划与设计灵感来自东晋时期葛洪《肘后备急方》的口袋书能够顺利面世！

衷心希望这本《“腰”说爱你也容易》能让广大读者阅有所获。患者在就诊期间没有来得及咨询医生的问题，能够在翻阅本书之后得到答案，打通腰突症科普的“最后一公里”，让本书成为读者朋友们，尤其是腰椎间盘突出症患者的好帮手。

（吴耀持先生系上海交通大学附属第六人民医院教授、主任医师、博士生导师、上海市名中医）

前 言

随着人们生活水平的显著提高，腰椎间盘突出症几乎已经成为了大家身边耳熟能详的病名，从伏案学习的“学生党”、久坐不动的“打工人”、身怀六甲的准妈妈，到以车代步的老司机……很多人由于忍受不了腰酸背痛带来的不适，去医院就诊。当得知自己患有“腰椎间盘突出症”的时候，都会有发自灵魂的一问：为什么我会得腰椎间盘突出症？是啊，为什么哪里不突，偏偏就“腰突”呢？这腰椎间盘看也看不到，摸也摸不着，究竟是个什么呢？突出了还能不能回去呢？我到底能不能睡硬板床呢？腰椎间盘突出又该如何预防、如何治疗呢？相关的问题还真不少。

我在从事腰椎间盘突出症的诊疗工作中通过大量的病例积累最终形成了确切可靠的临床治疗方案与标准，随着诊疗实践的增加，对腰椎间盘突出症及其相关疾病的认识也在不断地更新之中，许多问题随着学科的发展和时间的推移逐步得到解决。即便如此，对这类疾病的发病机制与临床诊治，专科医师仍存在一些困惑，更何况普通患者，他们肯定存在更多的疑问，亟须一本关于腰椎间盘突出症防治的科普读物，以提高对这类疾病的认知，并在疾病诊治过程和日常生活中摒弃谬误，通过日常维持健康的姿势及生活习惯，减少本病的复发，切实减轻痛苦。本书通过穿插卡通小漫画的形式，将枯燥晦涩的专业内容转化为有趣生动的科普知识，让读者"过目不忘"，从而时刻关注自己的腰椎健康。

本书的编写得到了吴耀持教授、杨华元教授、王健雄主任、魏海峰教授、尹萌辰老师和吕琴教授等专家的大力支持，他们在百忙之中不吝分享各自宝贵的临床经验，也得到专业设计师吴震宇先生的鼎力相助，为本书创作了大量惟妙惟肖的插画并给予授权使用，丰富了本书的内涵与外延，在此一并表示感谢。

由于腰椎间盘突出症本身尚有许多有待厘清的理论与临床问题，再加上我对该疾病认识的局限性，编写时间也较为仓促，书中内容可能会存在不足之处，敬请读者和同道批评指正！

本书配备有脊柱健康宝典公众号，想要了解更多脊柱健康提示，请您扫描右边二维码。

孙懿君

2022 年 1 月

目 录

我的腰，你过得好吗？

爱腰知识多一分，腰部健康加十分

S医生来回答：腰突症患者的日常生活注意点

S 医生来回答：腰突症患者的日常保健注意点

S医生来回答：腰突症患者的日常运动注意点

S医生来回答：理性认识腰突症

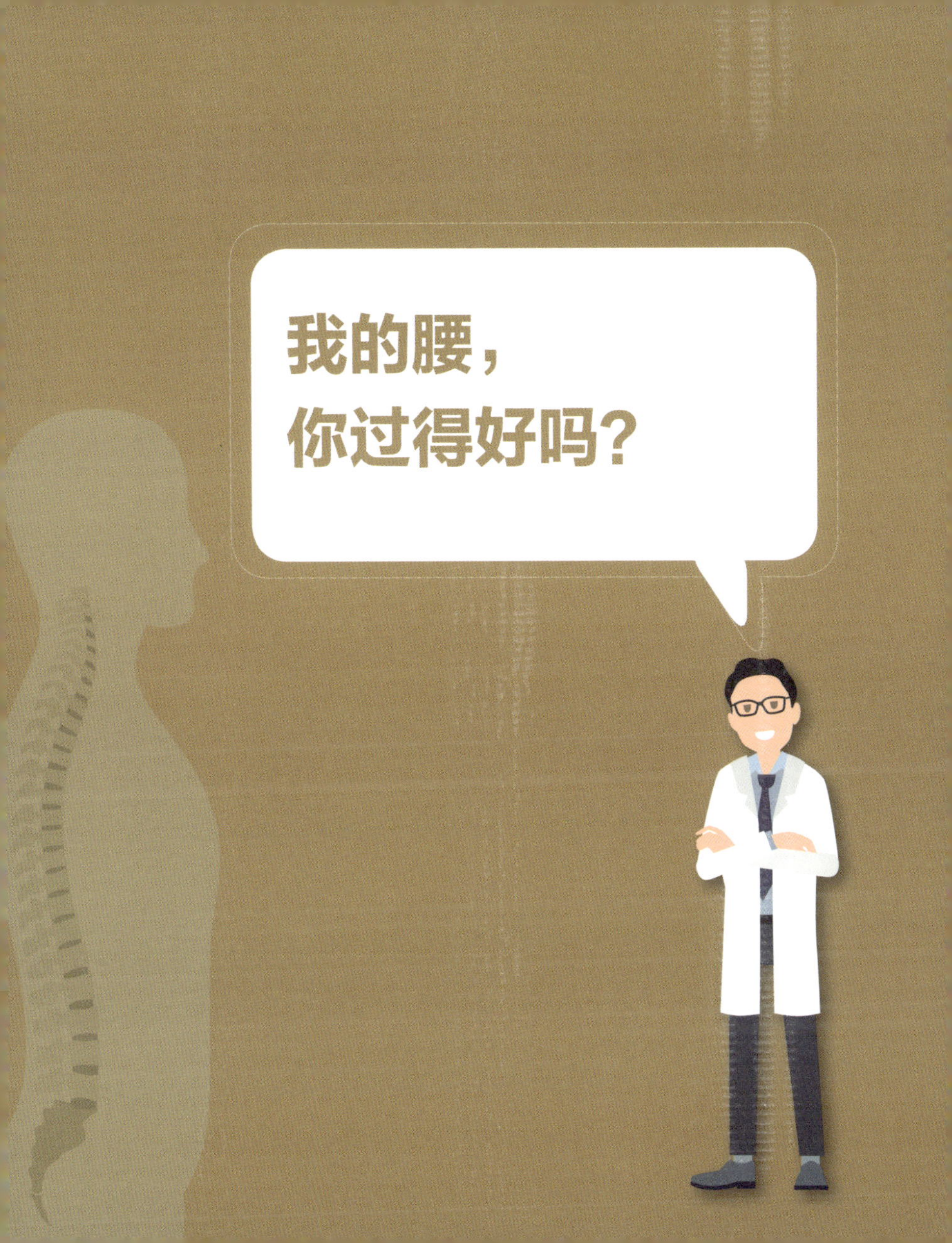
我的腰，
你过得好吗？

测测您的“腰龄”

人的脊柱呈现优美流畅的“S”形，一节又一节的脊椎层层叠叠，像极了中国古代建筑中的梁，一根连一根的梁是支撑房屋的支柱。“S”形的脊柱中间，就是我们常说的腰椎。所以，腰是人的支柱。梁，原指架在墙上或柱子上支撑房顶的横木，泛指水平方向的长条形承重构件，也被称为“脊梁”或“栋梁”。所以我们在平时要挺直腰背，为的就是呵护好自己的脊柱。

人们总认为人类衰老从脸开始，但作为专科医生，我认为衰老从腰开始。

尤其对女性来说，腰不仅是健康的基石，也是维持美丽与年轻的基础所在。这个基础若是失衡或者受伤，女性之美就会如同娇艳的玫瑰长在了贫瘠的土地上慢慢变得黯淡无光。而且不去治疗腰部疼痛症的女性，还很容易被误认为比实际年龄苍老。如果一直不采取任何措施的话，或许还会更显沧桑。“腰老人更老”的论断并非骇人听闻的“标题党”，而是许多专家通过临床经验一致认可的结论。

我常常听到前来门诊就诊的小姐姐们抱怨“千年老腰”让自己烦恼不已，在拿起本书阅读的各位读者当中，想必也有不少人已经或正在为自己或家人的腰痛所苦恼。不去治疗腰痛，或者随便吃几颗止痛药，或者利用路边摊上的按摩来缓解一时的疼痛，绝对不是上上之选。腰部的不适症状会在不知不觉中为女性的生理与心理带来负面影响，更会随着时间的推移让情况变得更糟糕。

举例来说，各位对以下症状是否觉得很熟悉呢？

◆ 腰部开始觉得不舒服之后，身体也会随之出现虚冷、痛经、便秘、肩膀酸痛等问题。

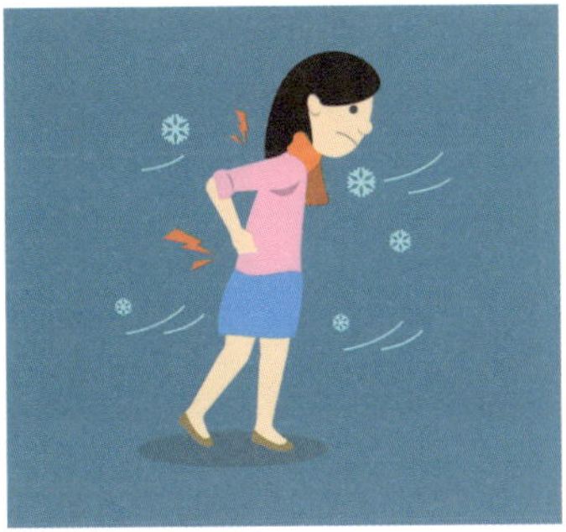

◆ 腰痛问题出现之后，感觉下半身像浸没在冰水里。

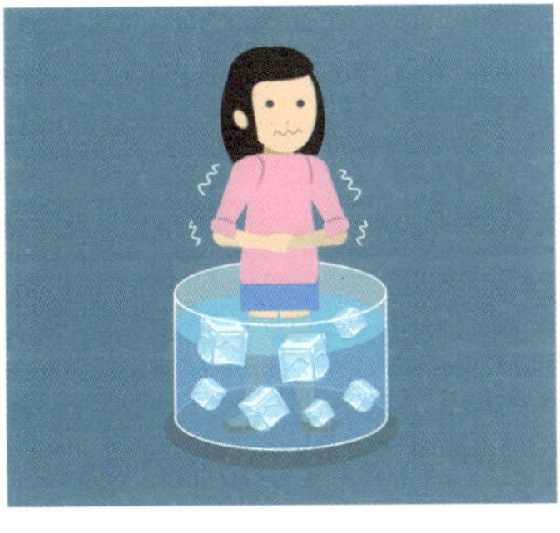

◆ 腰痛的系列问题出现之后，下半身也跟着变胖，体型好像也改变了。

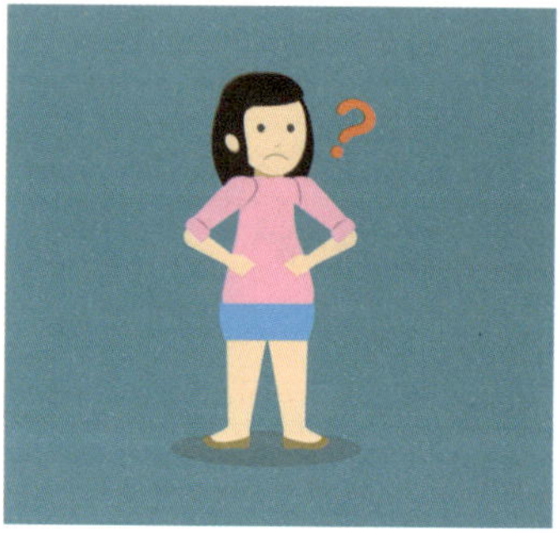

◆ 去医院检查的结果都是"没有异常"，不知该怎么处理才好，所以即使腰有点痛，也只好忍着。

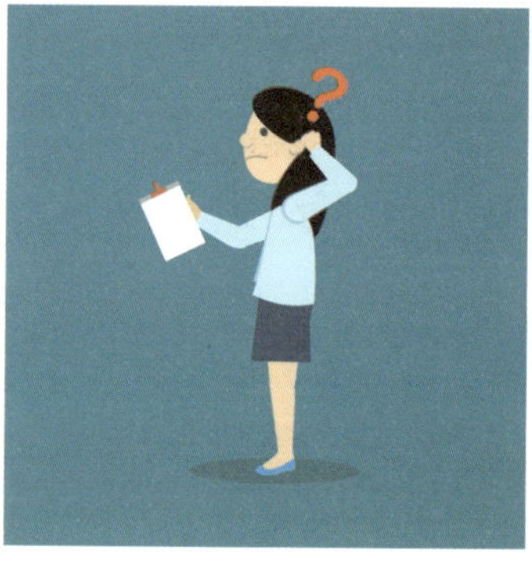

◆ 以前疼痛的时候就依靠按摩来缓解，最近则是不论做什么，都不太能消除疼痛。

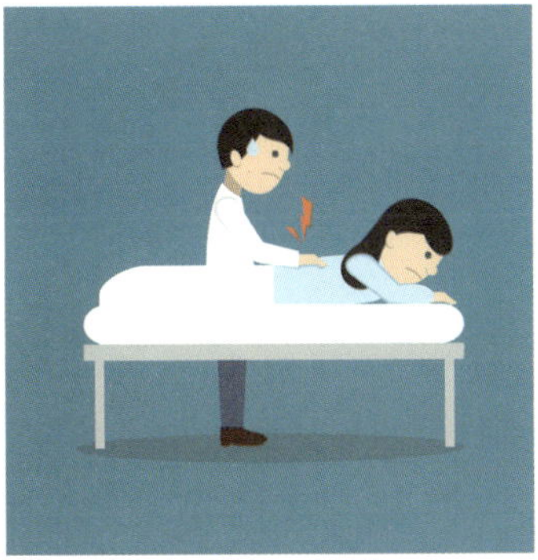

◆ 只要压力或疲劳一累积，腰痛便立即出现。

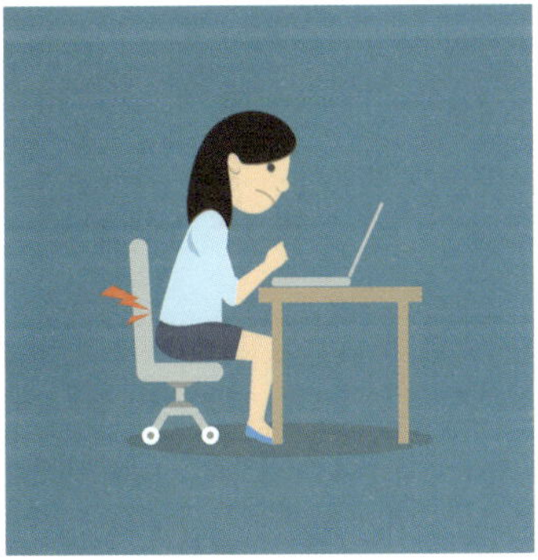

◆ 可能总是护着腰部的缘故，姿势变得有点弯腰驼背，整个人看起来比实际年纪老。

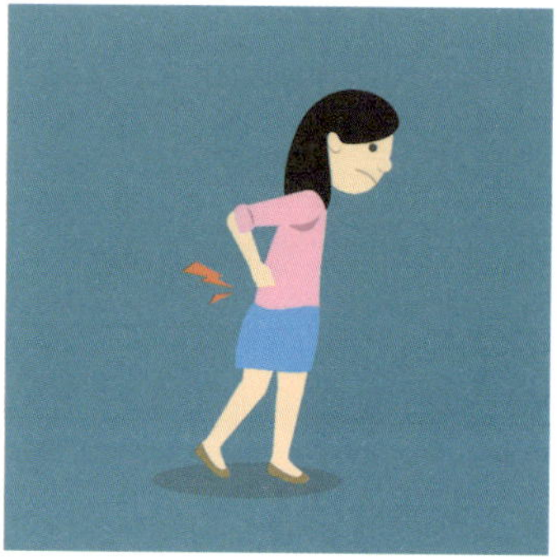

◆ 闪到腰（急性腰痛）好几次。疼痛期间身体活动不了，给身边的人增添了许多麻烦。

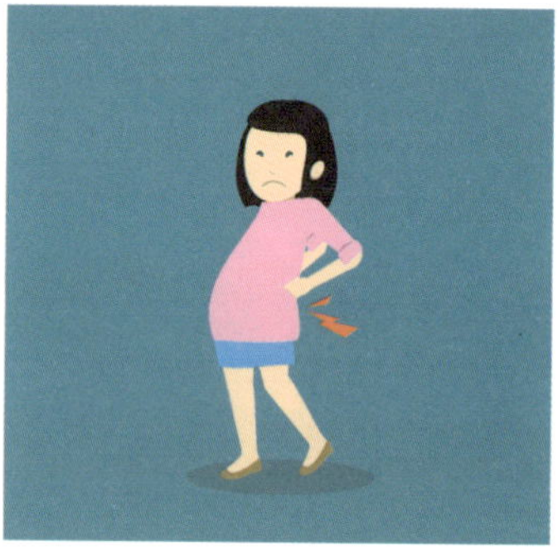

有上述问题的人，可以说就是因为腰部的不适而让健康之美大打折扣。符合上述情况超过两项的人，就需要留心自己的腰椎健康状况了。

接下来，各位不妨检测看看自己的腰龄吧。

下面是自我检测“腰龄”的步骤。

首先在平坦宽敞的地方侧躺，双膝弯曲成90°，让膝盖触及地板，接着用手压住膝盖使其贴住地板，上半身包括手臂、肩膀、脸部都往相反方向扭转，尽量努力让肩膀接触地板。接着身体转个方向，再做出相同动作。

腰龄检测示意图：

（1）身体朝向右边侧躺，左膝盖贴向地板。注意：为了让身体伸直，这里不能使用枕头。

（2）上半身扭转，左手臂与脸同时移向另一侧。注意：右手按住左膝盖，让膝盖无法离开地板。

（3）转向另一边做相同的动作。

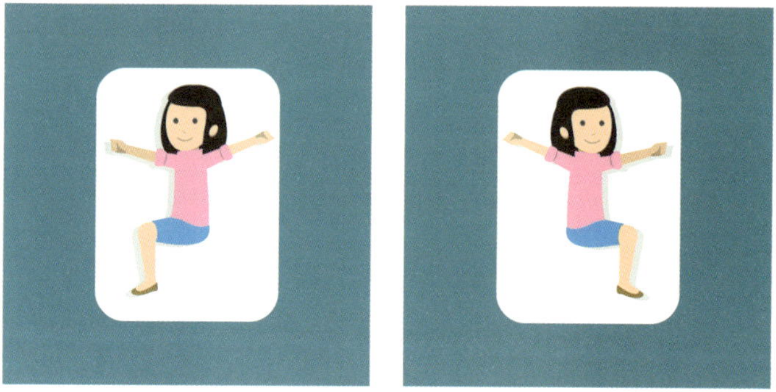

要检测的地方就是转向另一侧的肩膀（动作（2）是左肩，动作（3）是右肩）与地板之间的空隙。

腰龄检测结果：

肩膀完全轻松贴到地板：腰龄 = 实际年龄 -5 岁

肩膀触及地板：腰龄 = 实际年龄

肩膀与地板之间存在半个拳头的空隙：腰龄 = 实际年龄 +5 岁

肩膀与地板之间存在一个拳头的空隙：腰龄 =

实际年龄 +10 岁

肩膀与地板之间存在超过一个拳头的空隙：腰龄 = 实际年龄 +15 岁

那么，您在上半身扭转时，肩膀与地板之间出现了多大的空隙呢？

腰龄就是从肩膀与地板之间的空隙大小来判定的。肩膀与地板紧贴的话，腰龄是小于实际年龄 5 岁的年轻状态；肩膀如果能触及地板，腰龄就是完全符合实际年龄的状态；如果出现半个拳头大的空间，腰龄就等于实际年龄 +5 岁；如果出现一个拳头大的空间，腰龄就等于实际年龄 +10 岁；间隙超过一个拳头，腰龄就等于实际年龄 +15 岁。这只是一种简单的判断方式，间隙越大的人，表示腰的老化程度越高。另外，间隙越大的人也越容易腰痛，而且疼痛越不容易缓解。

说说脊柱与骨盆的默契

您的腰龄检测结果如何呢?

腰龄检测，实质上是测试腰与骶椎关节的活动情况，通俗地说，就是检测脊椎与骨盆的联结活动（互动）有多顺畅（默契）。

前面提到，脊椎是支撑人体整个骨骼系统的“支柱”，在这个系统中，骨盆则是支持这个支柱的“基础”。

人类的各种活动，可以说都是依靠这个“支柱”与“基础”间的顺畅活动来支撑的。支柱与基础间的互动顺畅，身体的活动也就流畅；支柱与基础间的互动状况一旦欠佳，身体的活动也会随之变得不顺畅。所以，检测结果中腰年龄偏大的人，支柱与基础间的互动也会不佳，腰的活动状态自然就会像物品生锈般难以从容自如。

要想支柱与基础互动顺畅与默契，腰椎关节担负着不可或缺的重要功能。而腰的活动中，担任特别重要任务的便是属于“上层建筑”的腰椎关节和属于“下层地基”的骶髂关节：

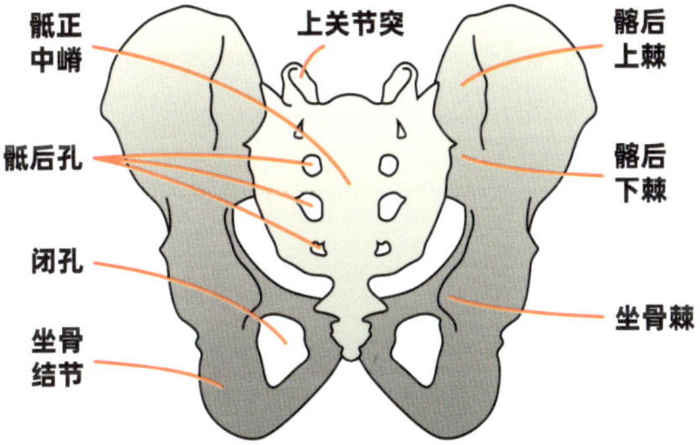

骨盆的构造

腰椎是脊柱下方的骨骼，而促使其转动的便是腰椎关节。而骶髂关节则是骨盆与脊椎交接处的细长部分，是使骨盆可以进行小范围活动的关节。关于这部分本书稍后还会详细解说。

大部分的腰痛可以说都是由这两个关节的互动不顺畅所引起的。这两个关节无法顺利发挥功能的话，支柱与基础的互动便会恶化，并带给腰部过多的负荷，从而出现疼痛等问题。

所以，先前的检测结果中腰部年龄高的人，便是由于腰椎与骶髂关节的互动不顺畅，而使得功能没有充分发挥，导致两者无法均衡地支撑体重，进而使得腰部陷入容易出问题的状态。

另外，如果腰部关节出问题的话，除了腰痛，也容易出现各式各样的身体不适症状。比如肩膀酸痛、颈部疼痛、膝盖疼痛、下半身肿胀、虚寒（手脚冰冷）、便秘、痛经等女性常见的问题，实际上也与腰部关节异常有很大的关系。

也就是说，如果腰椎或骶髂关节没有好好发挥功能的话，不只是造成疼痛，还会造成女性健康与美丽等方面的各种令人烦恼的问题。

在因为腰痛前来门诊就诊的人群中，由于骶髂关节的功能异常，使得支柱与基础间互动恶化的人高达 85% 以上。

依照我目前的治疗经验，虽有程度上的差别，但成年人，尤其成年女性的骶髂关节将近八成或多或少有问题。而且几乎所有的女性都没有注意到自身的各种身体不适或疼痛症状是腰部问题导致的，所以从根本上忽略了去治疗腰部关节这个基本问题。

由于一些人一直不重视腰部问题，结果让自己的健康与美丽都严重受损。

不良姿势会使腰越来越弯

说起上了年纪的人，您会联想到什么模样？想必有不少人脑海里会想到弯腰驼背、身体前倾的老爷爷、老奶奶吧？可是腰为什么会弯曲得那么厉害呢？原因大致有两个。

一个原因是骨质疏松的程度加重，腰椎发生细微的压缩性骨折。随着骨骼老化，骨骼会逐渐支撑不了上半身的重量，而导致腰椎的细微骨折。虽然这样的骨折并不严重，但细微骨折不断增加的情况下，腰椎的支撑能力就会变弱，最后就会使人不得不弯腰驼背，身体如同不堪重负的枝头一般不由自主地往前倾。

另一个原因是长久以来的姿势问题。假如一个人有驼背的毛病，或是有走路时重心会倾向前方的坏习惯，就会不断给予腰部与脊椎关节过重的负担，让全身的重量变得不均衡。经年累月地持续这样的不良姿势，就会造成体型变形、弯腰驼背。

现在，请一起来检视自己平常的姿势吧。请问问自己：平常生活中，您是否可以经常保持良好的姿势？是否在一天当中会长时间以上半身前倾的姿势用电脑，或者长时间低头盯着手机屏幕呢？这些不良的姿势一旦变成习惯，便会使得腰椎与骨盆的关节受力不均衡，容易导致“支柱”与“基础”出现歪斜或疼痛的状况。这样的不良习惯如果持续数年甚至数十年，一直受到外力压迫的腰部不弯曲才是不可思议的吧。

重视健康的读者朋友们，您是否认为弯腰驼背只会发生在别人，或是年事已高的老年人身上呢？不！这绝对不是只会发生在别人身上的事，这与正值青年及壮年的您也大有关系。若始终忽视腰部的保健，年轻人也有可能变得弯腰驼背。不如趁现在开始认真重视腰部问题，一旦拖延成慢性病、难治病可就追悔莫及了。

那么站立时该如何保持正确姿势呢？以正确姿势背贴墙壁站立时，理想的情况为：后头部、肩胛骨、臀部、脚跟等四个部位在墙壁上呈一直线。

需要特别注意的不只是站姿而已，坐姿也要留意。长时间以半身前倾姿势坐着，会对腰椎与骨盆的关节造成很大的负担，也会在不知不觉间形成驼背。由于女性关节比男性的更加柔软，所以姿势造成的影响会更明显，而且平常没注意到的不良姿势，很容易在不知不觉间变成习惯性的错误姿势。一个优秀的坐姿应该有三个 90° ，分别是上身与肘关节间呈 90°、上下半身间呈 90°、大小腿间呈 90°，长期面对电脑工作可以将显示器调整，与视平线齐平或略低于视平线，具体见下图。

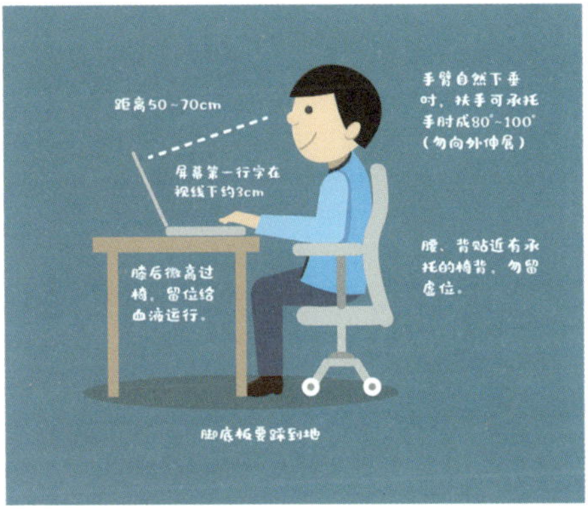

骨盆带“太合”或“太开”都不健康

骨盆带是由骶骨、尾骨、髂骨、坐骨和耻骨（后三者统称为“髋骨”）组成。骶髂关节的状态因人而异，有些女性的骶髂髂关节僵硬、不容易活动，有些女性的骶髂关节则是松缓、容易活动；有些人的骨盆带总是倾向闭合，有的人则是倾向打开。究竟哪一种比较好呢？其实，骨盆带过于闭合或者过于打开都不是健康的标志。骨盆带如果处于偏向任一方的状态，身心就会出现下列倾向：

一直关闭→无法放松、无法熟睡、持续紧张状

态、易怒、容易焦躁、食欲不振（交感神经占优势）

一直打开→肥胖、虚寒、水肿、体内水分及废物囤积在下半身，局部血液循环不畅（副交感神经占优势）

简而言之，若骨盆带一直关闭，人们会呈现焦虑倾向，容易出现睡眠障碍、食欲不振等问题；相反，若骨盆带一直开放的话，会呈现滞留倾向，而容易有肥胖、虚冷、水肿等问题。焦虑倾向的各项症状，是自主神经变成紧张模式、交感神经占优势时经常出现的问题，而滞留倾向的各项症状，则是自主神经变成放松模式、副交感神经占优势时容易出现的问题。可以说，那些症状就是骨盆开合过度，刺激到交感神经或副交感神经时的表现。

由此可知，维持交感神经与副交感神经的均衡十分重要。自主神经太过紧张或太过放松都不利于良好的身心情况。

同样的，骨盆带里的骶髂关节也不能够太过紧闭或太过松弛。理想的状态是骶髂髂关节松弛有度，可以保持关节柔软且适当地活动。这种状态下，关节的缓冲功能才能有效率地运作。骨盆正常地活动，自主神经受到恰当的刺激，当关节维持在适度的可活动区域范围内，骶髂髂关节支撑身体的功能就会发挥到极致。

二十五岁前后是腰部健康与否的转折点

您认为“腰部老化”大约是从几岁开始的?

笔者进行的“女性腰痛大调查”中有一道题目是“你第一次出现腰痛是在几岁？”，被调查者给出的答案从十几岁到六十几岁都有，不过，最多人选择的回答是“记不清楚了”。这可能因为有很多人的腰都是在不知不觉中慢慢老化的，等到他们察觉时已经摆脱不了腰痛的困扰了。

那么，“腰慢慢地老化”到底是从几岁开始的呢?

答案是二十多岁，但老化较早的人则是在十五到二十岁之间便开始了。

女性多半是在二十五岁前后开始感觉腰部不适——大学毕业的人大约是在工作后两到三年，高中毕业之后便开始工作的人，则是在进入社会五到六年之后的时期。随着腰部出现倦怠、沉重、紧绷感，肩膀酸痛、虚寒、痛经、便秘、下半身肿胀等不适也逐渐出现。

请回头想想，你的腰部出问题时，是否也就是开始出现身体虚冷或痛经等各种不适的时期呢？

事实上，这些在二十五岁前后开始出现的老化现象，根源都在“腰”上，都与腰椎的解剖结构有关。腰椎中有个如坐垫一般，夹在骨头与骨头之间的缓冲物，医学名称就叫作“椎间盘”，功能是缓冲压力，吸收脊柱震动。在过了二十岁后，椎间盘的弹性便会慢慢地变得衰弱，承受重担的能力也慢慢下降。当椎间盘的缓冲能力下降，仅靠椎间盘的弹性已逐渐支撑不了体重，所以那些负荷也会慢慢波及腰椎周边的肌肉和关节，因此身体便会开始感觉腰部倦怠、沉重、紧绷。尤其是一整天都坐在办公桌前的工作模式，椎间盘的负担会加重，缓冲能力也就消失得更快。所以，工作中长时间坐在办公桌前的人，常在工作几年之后就感觉到腰部的不适。

另外，还有一个加剧腰部老化的重要因素，那便是骨盆骶髂关节的功能异常。支撑人体的支柱与基础，可以说就是由“腰椎”与“骶髂关节”这两大结构来守护的。与腰椎的椎间盘一样，骶髂关节也担负着缓和身体重量与冲击的任务。腰椎与骶髂关节就像是时时相互合作、支撑人体的最佳搭档，就因为有这两位默契十足的拍档相互分担缓冲的任务，我们的身体才能在负担体重的同时，进行各式各样的活动与运动。

然而在过了二十岁之后，腰椎的椎间盘功能开始衰退，骶髂关节所承受的负担也就越来越大。此时骶髂关节如果出现活动受限，也就是我们俗称的关节“卡住”，一旦发生这样的问题，缓冲功能无法顺利运作，就会将负担转移至腰椎的椎间盘上，而且负荷会持续加大。

骶髂关节“卡住”的原因稍后再详述，不过，其中一个必须注意的原因便是“久坐”。因此，在办公桌前对着电脑一整天的工作习惯，是最要不得的。

假如一个人从学校毕业、开始工作之后，每天都一直坐着用电脑，他的骶髂关节便容易过早发生“卡住”的问题。缓冲功能无法顺利运作，原本应该由最佳搭档共同承担支撑身体的重任，便要由腰椎椎间盘单独执行了。此时，已经开始衰退的腰椎椎间盘，不但无法休息，还得承受过重的负担。这样的重担不断累积，才会有越来越多的女性从二十五岁前后开始便出现腰部不适的症状。

而且，由于骶髂关节“卡住”而引发的身体不适状况，不会只有腰痛而已。骶髂关节是全身血液循环的要塞，当人在进行走路等活动时，它会促进血液流动。尤其对于下半身的血液循环来说，骶髂关节的辅助功能更为重要。如果它因为“卡住”而闭锁的话，腰部与腿部的血液循环就会大幅恶化，血液循环不良就会导致虚寒症、痛经、便秘、下半身肥胖等各种各样的麻烦问题。

简而言之，在二十五岁前后椎间盘的缓冲力逐渐衰退的时期，如果骶髂关节也发生问题，除了腰痛之外，其他各种身体不适就会蜂拥而来。这些症状就是腰部关节问题所衍生的老化现象。一般来说，二十五岁到三十岁左右是人体皮肤老化的起点，而这个时期对于女性的腰部健康来说，也可以说是开始重大转折点的时期。在这个时期，如果没有像对待肌肤一样充分保养腰部的话，就会加速老化现象。忽视腰部健康，对腰部问题置之不顾，腰痛的状况只会越来越严重，各种身体不适也可能会如影随形，严重影响人们的身体和心理健康。

三十岁后腰痛只会越来越重

从二十五岁前后开始的腰部老化，之后会如何演变？在此举例说明。

骶髂关节“卡住”的问题，如果放任不管、没有进行救治干预的话，加诸腰椎椎间盘的重担就会一直增加。与此同时，椎间盘的弹性持续降低，腰部肌肉受到的牵连随之增大，倦怠、沉重、紧绷等感觉也越来越强烈，症状逐渐往慢性化发展。

当腰椎椎间盘终于承受不了身体的重量时，内部的髓核[①]被压坏，使得腰部出现疲劳与疼痛感。这便是"腰椎间盘盘源性疾病"的状态。当状况更加恶化，髓核被挤压到外部时，便成了"椎间盘突出症"。而当突出的部分压迫到脊髓神经，腰部与受压一侧的臀腿便可能会感觉到剧烈的疼痛、涨麻、乏力。因为这一类症状而苦恼的女性，年龄多为三十到四十几岁。另外，由于这个时期的腰部肌肉或椎间盘都已经累积相当多的劳损，所以也有许多女性会经常闪到腰，出现诸如急性腰扭伤的情况。

过了五十岁，腰椎间盘突出压迫神经的症状更加严重，影响范围也会扩大，甚至可能因为病情的恶化出现肢体上的障碍，腰痛也可能转变成"脊椎管狭窄症"。另外，女性停经之后，骨质疏松的情况

---

① 髓核（Pulposus）是乳白色半透明胶状体，富于弹性，为椎间盘组成结构的一部分，周围包绕着纤维环。

加剧，骨密度下降，腰椎压迫性骨折所引起的腰痛发生率也变高了。不论是哪一种情况，只要症状变得严重，就会对步行、如厕等日常行为造成妨碍。

进入高龄之后，这些腰部与腿部的麻烦问题，就会与身体的衰退产生直接关联。由于关节、肌肉、骨骼等运动器官的问题，而使得身体逐渐不听使唤的状态，称为“运动障碍综合征（locomotive syndrome）”。如果因为腰痛问题，使得身体自由活动的能力降低，腰部腿部肌肉的退化便会加剧。也就是说，腰痛会造成运动障碍症候群的加速恶化，大幅增加卧病在床或需要看护的风险。

这样一来，腰痛问题就变得与“身体可以自主地活动到什么时候”“可以保持高质量地生活到什么时候”等重大议题有关了。这就表示，“有没有腰痛，攸关生活质量和寿命长短”，由此可见腰痛问题应该受到关注与重视。

当然，并非有腰痛问题的人全部都会经历相同的过程。不过，各位最好还是谨记，忽视腰痛问题，总有一天它会恶化，并带来严重的后果。

唯有腰健康女性生活才美满

维持腰的健康，对健康而言，应该可以说是贯穿整个人生的重大事情。

或许有人觉得这样的说法太夸大了，但这却是我多年来诊察过众多各个年龄阶段的女性患者之后的心声。我认为，女性保持健康向上的身体与心理的关键之一就在于“腰”是否强健、是否能发挥出应有的功能。

在此先请各位思考一下。

提到女性的人生大事，各位会想起什么？答案虽然很多，但第一名与第二名应该就是结婚与生育了吧?

对于这些女性的重大事件，腰具有很大的影响力。

例如，女性的腰部在过了青春期后会开始逐渐变得圆润，而腰部曲线总是会吸引男性的目光。根据西方学者的研究，女性身体最吸引男性目光的部位并非脸部，也不是胸部，而是腰的曲线。曲线的产生是由于女性激素中雌激素的作用，而能够呈现曲线，则是“女性健康状态良好”与“具高度受孕能力”的证明。当然，男女相互吸引并非只取决于曲线魅力，不过，我认为适婚年龄女性的腰部，远比一般女性所想象得更能驱动男性本能。

上了年纪的长辈们常说“女人看腰知健康”“要娶腰好的女人”，另外，为了养育一个健壮的宝宝，也会说“女人的腰不可受凉”“女人要保重腰部”。

实际上，在怀孕与生产中，女性腰部都扮演着重要角色。

女性的骨盆入口就像碗一样，圆形、中间凹陷，被称为“胎儿的摇篮”。正如其名，妊娠期间的骨盆担任着守护、养育胎儿的任务。生产前的孕妇体重比怀孕前增加10公斤左右，而在这种情况下，支撑着女性硕大的孕肚，同时让她还能做出一般生活动作的，便是健壮的腰部。腰椎的后侧由后纵韧带支撑，后纵韧带紧贴在脊柱的后侧面并具有一定弹性，类似于弹性拉力带，孕期由于腹腔内需要足够大的空间安置子宫内的胎儿，大脑会分泌一种激素，使后纵韧带变得松弛，有利于腹腔空间的增大，给胎儿更大的活动空间。对于腰部健康的准妈妈们，这些变化几乎感觉不到，但对于腰部不够健康的准妈妈们，或是大龄一胎或二胎的准妈妈们，这些变化足以给她们的身体带来翻天覆地的变化，缺乏了后韧带的支持与约束，腰椎间盘更容易向外突出，这使得本身有腰椎间盘膨隆或轻度突出的准妈妈们病情加重，带来妊娠之外的生理和病理负担。

到了临盆时，腰部的骨盆便会缓解自身的关节，并大大地张开以确保产道畅通。平常顶多就只能移动两三毫米的骶髂关节，此时可以扩张到数厘米，让胎儿可以顺利通过。也就是说，正因为骨盆展现出“非常时期才能做到的神技”，女性才能平安产下婴儿。

生产之后，不论是极具挑战的育儿还是日常生活，女性的腰部仍然扮演着重要的角色。如果腰部这个基础失衡了，抱着或背婴儿的动作都会变得非常辛苦；而想要轻松地进行工作或做家事，腰部就必须可以自如地活动。再假设岁月如梭，小孩成长为大人，还生了期待已久的孙子，如果这时候有腰痛问题的话，就无法好好照顾、疼爱孙子了。

看到这里，各位应该了解到，腰是支持着女性一生的重要存在。没有采取任何对策，放任腰部问题不管的话，腰这个基础便会越来越脆弱。

所以，想要有充实的人生，就不能轻忽腰部问题。从现在开始着手还不算晚。想要让自己的人生更加光辉亮丽的话，就应该正视腰部的重要性。

治好腰就会“年轻五岁”

本书至此已讲述了腰部的老化问题。您应该已经了解在本书开头所说的“人的变老，从腰开始”的原因了吧？

“腰龄检测”的结果比实际年龄偏高的人，或现在正为腰痛所苦恼的人，也许已经产生了“再这样下去可不得了，得做点什么才行”的想法了。

那么，有上述情形的您，为什么拖到现在还没有好好治疗你的腰痛呢？以下的这些说法您有没有觉得很熟悉呢？

“我不知道问题有那么严重。”

“那种程度的痛还可以再忍忍。”

“好几次都下决心想要治好，但是一再复发，没有完全治好。”

“反正治不好，所以就放弃了。”

“到医院检查过了，但医生说没问题。”

“曾到多家医院治疗过，也试过许多种民间偏方，但都没有太大效果。”

目前我国的腰痛医疗，尚存在某些问题，因而放弃治疗的人或者不期待治疗的人也变多了。不过，您不需要再犹豫要不要去治疗或者放弃治疗，也不需要再忍受痛苦。

恕我直言，腰痛是可以治好的。

您的“支柱”与“基础”哪里有问题呢？只要将原因查明，对症治疗的话，几乎没有治不好的腰痛。

重新整顿“支柱”与“基础”，让它们可以正常运作，并且养成正确动作的习惯，疼痛就不会复发。

我的治疗法着眼于让骶髂关节等身体关节能够顺畅地活动。身体的关节可以灵活活动的话，“支柱”与“基础”就可以正确地承担体重，帮助整个身体顺畅地活动。若要比喻，就像让生锈动不了的齿轮重新启动一般，原本卡住的齿轮一旦可以顺畅转动，其他的许多齿轮也就可以同时活动。于是，原本停滞的流动有所改变，许多相关事项就可以往好的方向发展了。

这样的“齿轮效应”不只会让腰痛消失，也会使全身的血液循环大幅改善，虚寒、痛经、便秘、下半身肥胖等各种身体不适都会朝好的方向发展；利于胃肠的运作，也可以保证良好的睡眠，整个身体状况都会向上提升。当“基础”的齿轮一旦开始顺畅地转动，过去在健康与美丽方面的滞碍之处也都会开始消失。换句话说，就是身体返老还童。

实际上，女性患者经过我的治疗后都焕然一新，变得更年轻美丽，肌肤光泽度变好，双眼炯炯有神，说话也变得开朗。而且，或许因为腰痛的顾虑消失了，身体也能够顺畅活动的缘故，她们的行动变得更加明快，即使是小小的举动或身体动作也变得柔畅且具跃动感。真地可以说外表、心情、行动力与步伐都年轻了十岁。

所以，一定要严肃地面对腰部问题，绝对不可以轻易放弃或一味忍受。腰痛是可以治好的。讳疾忌医，丧失信心，是患者的一大损失。

过去存在腰痛问题的患者，只要接受正确治疗与指导，将“基础”恢复好，不但不必再为腰部的不适而烦恼，更可以从根本上改善健康与美丽，从腰开始变年轻，而这也能反过来帮助“女性的基础”更加坚固。

腰是人的基础，同时也是人生的基础。不论何时都可以好好担负任务的健壮基础，一定可以为各位的人生带来更亮丽光辉的未来。

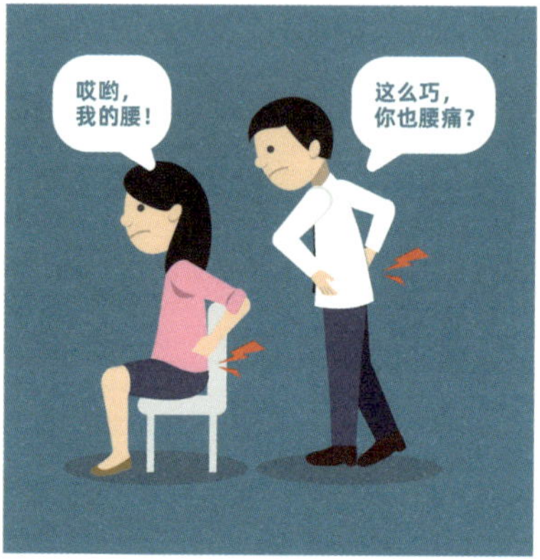

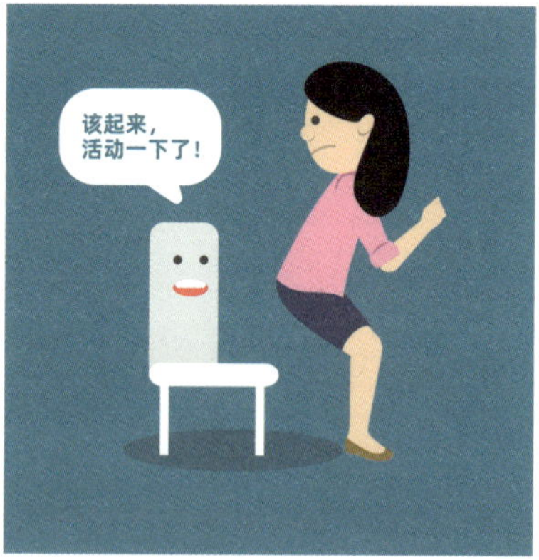

爱腰知识多一分，腰部健康加十分

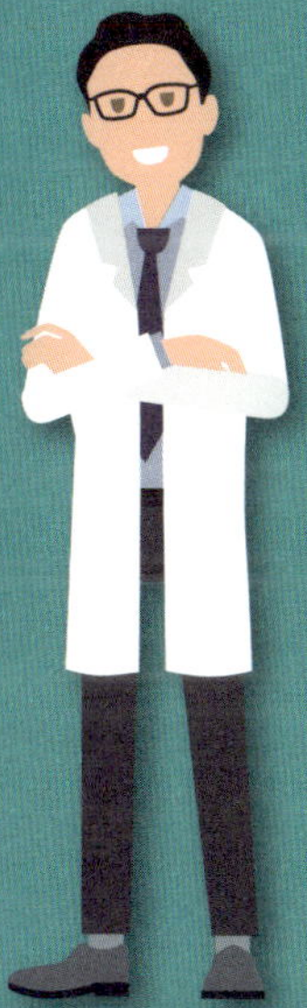

什么是腰椎间盘突出症

有这么一句玩笑话，叫作“成绩不突出、业绩不突出，腰椎间盘突出。”以前大家觉得腰椎间盘突出症这个病名比较新奇，但是随着发病率的上升，这个词离我们越来越近，身边的家人朋友们中亦有人罹患此病，常常挂在嘴边的问候语：“您吃了没？”也随之成为了“您突了没？”言归正传，下面我从学术科普的角度来聊一聊腰椎间盘突出症。腰椎间盘突出症是腰部常见的疾患之一，主要是因为腰椎间盘各部分（髓核、纤维环及软骨板），尤其是髓核，有不同程度的退行性变后，在外力因素的作用下，椎间盘的纤维环破裂，髓核组织从破裂之处突出（或脱出）于后方或椎管内，导致相邻脊神经根遭受刺激或压迫，从而产生腰部疼痛，出现一侧下肢或双下肢麻木、疼痛等一系列临床症状。腰椎间盘突出症以腰 4-5、腰 5- 骶 1 发病率最高，约占 95%。

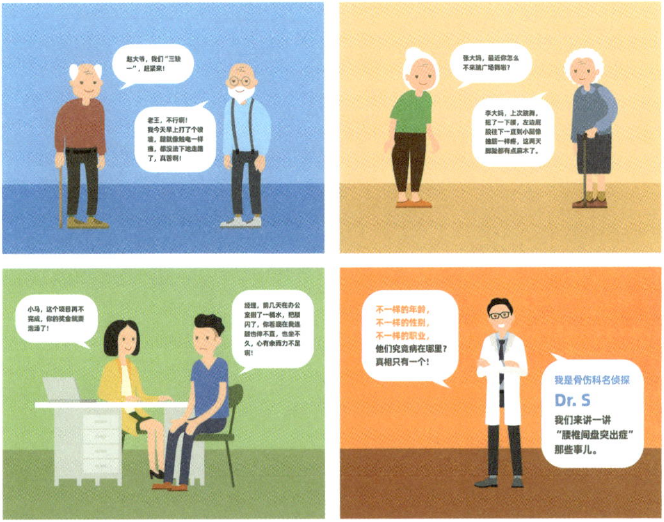

腰椎间盘就是椎体骨头和骨头之间的夹层，可以起到缓冲、保持腰椎一定范围的活动度、维持椎间隙的高度等作用。它主要由髓核和纤维环组成，我们可以把它想象成一个“荷包蛋”，髓核就是其中的蛋黄，而纤维环就是包绕在外面的具有弹性的蛋白。年龄增长和不良的生活习惯等，会导致椎间盘发生退变，“蛋黄”就会挤破“蛋白”，压迫到后方的脊髓神经组织，从而导致腰腿痛麻、肌肉力量减退，甚至大小便出现障碍等情况，我们称之为“腰椎间盘突出症”。

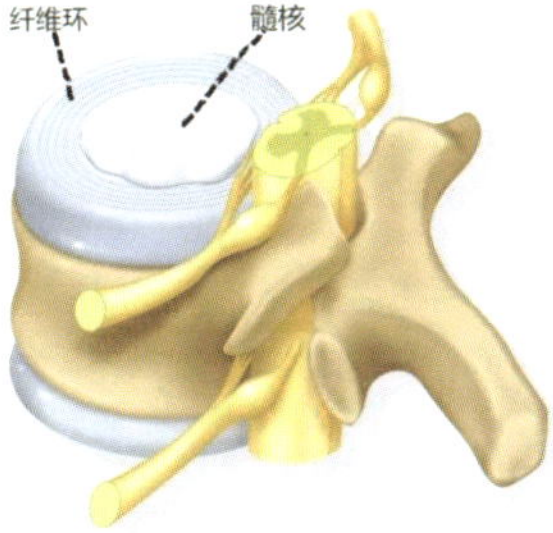

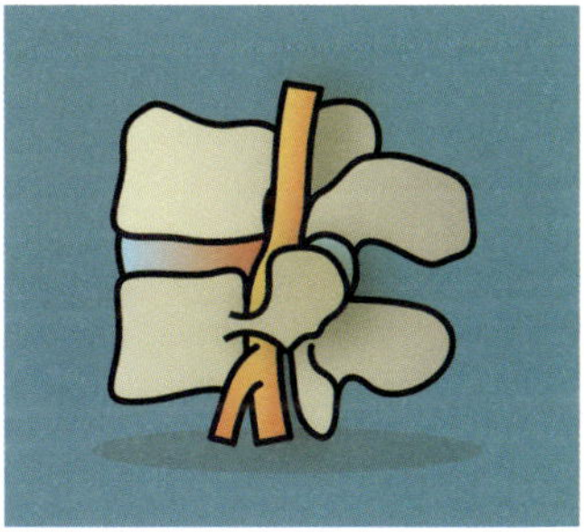

腰椎间盘突出症的常见病因

1. 腰椎间盘的退行性变是基本因素

髓核的退变主要表现为含水量的降低，并可因失水引起椎节失稳、松动等小范围的病理改变；纤维环的退变主要表现为坚韧程度的降低。

2. 损伤

长期反复的积累性劳损造成反复性损害，加重了退变的程度。

3. 妊娠

调查显示，育龄期女性头胎的生育年龄越来越晚，随着二孩政策的放开，生二孩的年龄上限也在不断被刷新。其实，椎间盘在成年之后会逐渐缺乏血液循环，修复能力随年龄增长慢慢变差。并且妊娠过程的生理变化会分泌一种激素，使得后纵韧带变得松弛，从而增加腹腔的容量，给胎儿一间尽可能大的“房间”，足够的空间有利于胎儿的生长发育，但是后纵韧带的松弛却放纵了腰椎间盘的恣意外突，使得本就脆弱的腰椎间盘不堪重负，许多孕妇因此困扰痛苦不已。本着优生优育的理念，她们孕期不敢轻易使用药物，因此只能默默承受这样的折磨，有些孕妇甚至痛到辗转反侧，夜不能寐。然而这样的折磨是完全可以避免的，来自专业人士的孕前期评估与建议和孕期的脊柱健康管理完全可以帮助她们制订合理的应对方案。

4. 遗传

年轻患者可能有家族史。在遗传因素作用的基础上，某种可导致椎间盘所承受压力突然升高的诱发因素，可能使弹性较差的髓核穿过已变得不太坚韧的纤维环，造成髓核突出。

5. 腰骶先天异常

腰骶先天异常包括腰椎骶化、骶椎腰化、半椎体畸形、小关节畸形和关节突不对称等。上述因素可使下腰椎承受的应力发生改变，从而构成椎间盘内压升高和易发生退变和损伤。

腰椎间盘突出症的诱发因素

在椎间盘退行性变的基础上，某种可诱发椎间隙压力突然升高的因素可致髓核突出。常见的诱发因素有腹压增加，腰姿不正、突然负重、外伤、受寒等。

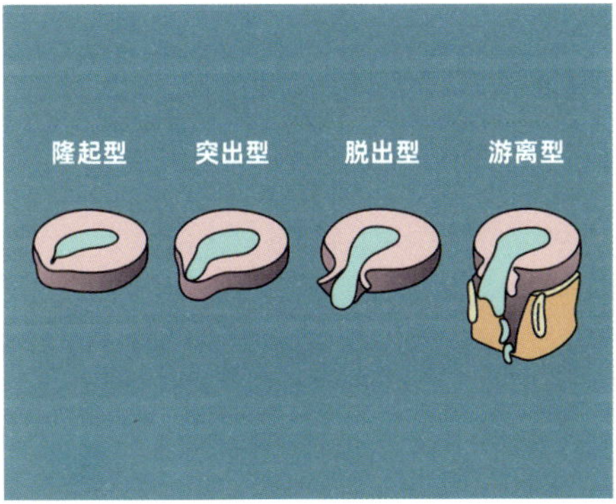

从病理变化及 CT、磁共振（MRI）表现，结合治疗方法可作以下分型。

1. 隆起型

纤维环部分破裂，而表层尚完整，此时髓核因压力而向椎管内局限性隆起，但表面光滑。这一类型经保守治疗大多可缓解或治愈。

2. 突出型

纤维环完全破裂，髓核突向椎管，仅有后纵韧带或一层纤维膜覆盖，表面高低不平或呈菜花状，可能需手术治疗。

3. 脱出型和游离型

破裂突出的椎间盘组织或碎块脱入椎管内或完全游离。此型不但可引起神经根症状，还容易导致马尾神经症状，非手术治疗往往无效。

<<< 小贴士 >>>

MRI 报告里的许莫氏结节究竟是什么？

许莫氏结节：髓核经上下终板软骨的裂隙进入椎体松质骨内，一般仅有腰痛，无神经根症状，多不需要手术治疗。

腰椎间盘突出症的临床表现

（一）常见症状

1. 腰痛

腰痛是大多数患者最先出现的症状，发生率约70%。由于纤维环外层及后纵韧带受到髓核刺激而产生下腰部感应痛，有时可伴有臀部疼痛。

2. 下肢放射痛

在超过60%的腰椎间盘突出症患者人群中，下肢放射痛以首发症状出现。许多患者出现单腿或者双腿的放射痛之后会去血管外科、神经内科等科室就诊，最终才转诊至针推骨伤科或骨科。现在阅读到此处的读者，一定记得将这个不起眼却很关键的知识点传播给身边的家人与朋友。高位的腰椎间盘突出（腰2-3、腰3-4）可以引起股神经痛，但临床少见，不足5%。绝大多数患者是腰4-5、腰5-骶1间隙突出，表现为下肢放射痛，也就是坐骨神经痛。典型坐骨神经痛是从下腰部向臀部、大腿后方、小腿外侧直到足部的放射痛，在喷嚏和咳嗽等腹压增高的情况下疼痛会加剧。放射痛的肢体多为一侧，仅极少数中央型或中央旁型髓核突出者表现为双下肢症状。坐骨神经痛的原因有：①破裂的椎间盘产生化学物质的刺激及自身免疫反应使神经根发生化学性炎症；②突出的髓核压迫或牵张已有炎症的神经根，使其静脉回流受阻，进一步加重水肿，使得对疼痛的敏感性增高；③受压的神经根缺血。上述三种因素相互关联，互为加重因素。

3. 马尾神经症状

向正后方突出的髓核或脱垂、游离椎间盘组织压迫马尾神经，其主要表现为大、小便障碍，会阴和肛周感觉异常。严重者可出现大小便失控及双下肢不完全性瘫痪等症状，临床上少见。

（二）主要体征

体征，是指身体健康状况的生理指标和症候。通过腰椎间盘突出症的体征，医生可以对患者的病情进行全面而细致的判断。

1. 一般体征

（1）**腰椎侧凸**　这种体态的变化是一种为减轻疼痛的姿势性代偿畸形。视髓核突出的部位与神经根之间的关系不同而表现为脊柱弯向健侧或弯向患侧。如髓核突出的部位位于脊神经根内侧，因脊柱向患侧弯曲可使脊神经根的张力减低，所以腰椎弯向患侧；反之，如果突出物位于脊神经根外侧，则腰椎多向健侧弯曲。

（2）**腰部活动受限**　大部分患者都有不同程度的腰部活动受限，急性期尤为明显，其中以前屈受限最明显，因为前屈位时可进一步促使髓核向后移位，并增加对受压神经根的牵拉，加重症状。

（3）**压痛与叩痛及骶棘肌痉挛**　压痛与叩痛的部位基本上与病变的椎间隙相一致，80%~90% 的患者呈阳性。叩痛以棘突处为明显，系叩击振动病变部所致。压痛点主要位于椎旁 1 厘米处，可出现沿坐骨神经放射痛。临床约 1/3 患者有腰部骶棘肌痉挛。

2. 特殊体征

（1）**直腿抬高试验及加强试验**　患者仰卧，伸膝，被动抬高患肢。正常人神经根有 4 毫米滑动度，下肢抬高到 60° ~ 70° 开始感到腘窝不适。腰椎间盘突出症患者神经根受压或粘连使滑动度减少或消失，抬高在60°以内即可出现坐骨神经痛，称为直腿抬高试验阳性。在阳性患者中，缓慢降低患肢高度，待放射痛消失，这时再被动屈曲患侧踝关节，再次诱发放射痛称为加强试验阳性。有时因髓核较大，抬高健侧下肢也可牵拉硬脊膜诱发患侧坐骨神经产生放射痛。

（2）**股神经牵拉试验**　患者取俯卧位，患肢膝关节完全伸直。检查者将伸直的下肢高抬，使髋关节处于过伸位，当过伸到一定程度出现大腿前方股神经分布区域疼痛时，则为阳性。此项试验主要用于检查腰2-3和腰3-4椎间盘突出的患者。

3. 神经系统表现

（1）**感觉障碍**　视受累脊神经根的部位不同而出现该神经支配区感觉异常。阳性率达80%以上。早期多表现为皮肤感觉过敏，渐而出现麻木、刺痛及感觉减退。因受累神经根以单节单侧为多，故感觉障碍范围较小；但如果马尾神经受累（中央型及中央旁型者），则感觉障碍范围较广泛。

（2）**肌力下降** 70%~75% 患者出现肌力下降，腰 5 神经根受累时，踝及趾背伸力下降，骶 1 神经根受累时，趾及足跖屈肌力下降。

（3）**反射改变** 亦为本病易发生的典型体征之一。腰 4 神经根受累时，可出现膝跳反射障碍，早期表现为活跃，之后迅速变为反射减退，腰 5 神经根受损时对反射多无影响。骶 1 神经根受累时则跟腱反射障碍。反射改变对受累神经的定位意义较大。

腰椎间盘突出症的检查方法

1. 腰椎 X 线平片检查

单纯 X 线平片不能直接反映是否存在椎间盘突出，但 X 线片上有时可见椎间隙变窄、椎体边缘增生等退行性改变，是一种间接的提示，部分患者可以有脊柱偏斜、脊柱侧凸。此外，X 线平片可以发现有无结核、肿瘤等骨病，有重要的鉴别诊断意义。

2. CT 检查

CT 检查结果可较清楚地显示椎间盘突出的部位、大小、形态和神经根、硬脊膜囊受压移位的情况，同时可显示椎板及黄韧带肥厚、小关节增生肥大、椎管及侧隐窝狭窄等情况，对本病有较大的诊断价值，目前已普遍采用。

3. 磁共振（MRI）检查

MRI 无放射性损害，对腰椎间盘突出症的诊断具有重要意义。MRI 可以全面地观察腰椎间盘是否病变，并通过不同层面的矢状面影像及所累及椎间盘的横切位影像，清晰地显示椎间盘突出的形态及其与硬膜囊、神经根等周围组织的关系，另外可鉴别是否存在椎管内其他占位性病变。但对于突出的椎间盘是否钙化的显示不如 CT 检查。

4. 其他

电生理检查（肌电图、神经传导速度与诱发电位）可协助确定神经损害的范围及程度，观察治疗效果。实验室检查主要用于排除一些疾病，以便起到鉴别诊断的作用。

对典型病例的诊断，结合病史、查体和影像学检查，一般多无困难，尤其是在 CT 与磁共振技术广泛应用的今天。如仅有 CT、磁共振表现而无临床症状，应诊断为腰椎间盘突出，而非腰椎间盘突出症。

腰椎间盘突出症的治疗方法

1. 非手术疗法

腰椎间盘突出症大多数患者可以经非手术治疗缓解或治愈。其治疗原理并非将退变突出的椎间盘组织回复原位，而是改变椎间盘组织与受压神经根的相对位置或部分回纳，减轻对神经根的压迫，松解神经根的粘连，消除神经根的炎症，从而缓解症状。

非手术治疗主要适用于：①年轻、初次发作或病程较短者；②症状较轻，休息后症状可自行缓解者；③影像学检查无明显椎管狭窄。

（1）必须卧床休息　初次发作时，应严格卧床休息，强调大、小便均不应下床或坐起，这样才能有比较好的效果。

卧床休息3周后可以佩戴腰围起床活动，3个月内不做弯腰持物动作。此方法简单有效，但较难坚持。缓解后，应加强腰背肌锻炼，以减少复发的几率。

（2）针灸推拿　大量基础和临床研究表明，电针治疗腰突症效果显著，无论是对于经专科医生诊断适合保守治疗的患者，或是经历手术之后复发的患者，电针都能不同程度缓解或治愈，笔者所在的单位——上海市第六人民医院针推伤科是“电针治疗腰突症”专病联盟建设项目的盟主单位。电针是指将毫针刺入穴位得气后，将电针输出的脉冲电流通过毫针作用于人体经络穴位，是防治疾病的一种方法。电针治疗不但提高了单纯针灸的治疗效果，从某种意义上还可代替手法行针，扩大了针灸的治疗范围，并且能客观地控制刺激量，使传统的针灸得到了发展。电针治疗腰椎间盘突出症，是通过对穴位进行电刺激来引起神经肌肉刺激，从而对腰椎间盘突出症产生一定控制作用，缓解疼痛，优化患者日常生活的功能。采用电针疗法能从整体上调整阴阳气血、扶助正气、祛除邪气、疏通经络，无任何毒副作用、无创伤少痛苦，并能补益阳气，顾护正气。

保健按摩可缓解肌肉痉挛，减轻椎间盘内压力，但注意暴力推拿按摩可以导致病情加重，应选择有资质有经验的医疗机构与专业医师。

（3）**牵引治疗**　采用骨盆牵引，可以增加椎间隙宽度，减少椎间盘内压，椎间盘突出部分回纳，减轻对神经根的刺激和压迫，需在专业医生指导下进行。

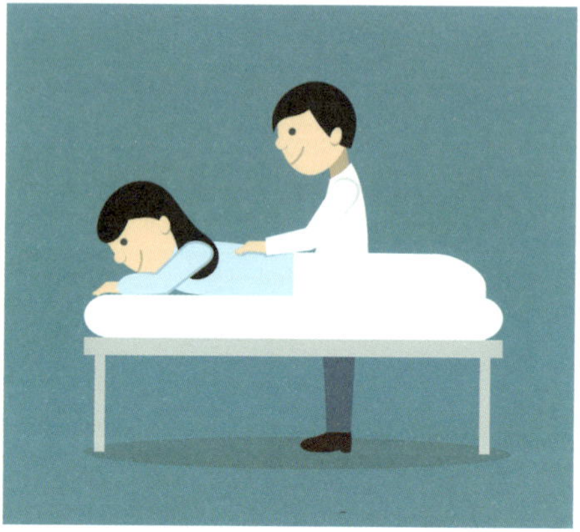

2. 手术疗法

手术适应证：①病史超过六个月，严格规范、足量疗程的保守治疗无效或保守治疗有效，但经常复发且疼痛较重，严重影响工作、生活者；②首次发作但疼痛剧烈，尤以下肢症状明显，患者难以行动和入眠，处于强迫体位者，且经一个月保守治疗完全无效；③合并马尾神经受压表现；④出现单根神经根麻痹，伴有肌肉萎缩、肌力下降；⑤合并椎管狭窄者。

腰椎间盘突出症的预防措施

（1）注意卧床休息。卧硬板床休息是最基本的治疗措施。硬板床到底需要多硬？什么才是优秀的硬板床呢？许多患者听隔壁邻居说睡硬板床是治疗腰椎间盘突出的“秘方”，直接就睡在了自己地板上，结果第二天的症状雪上加霜。其实，优秀的硬板床是软垫硬板床，也就是硬板床上面铺了一层3厘米左右厚度的床垫，一个坚硬的“内核”（硬板）与一个具有弹性支撑的“外表”（床垫）才是腰突症防治的最佳搭档。尤其是在发病初期和治疗期间，关节韧带比较松弛，炎症较重，如果休息不及时，床垫不合适等因素极有可能加重病情。

（2）避免长时间维持同一姿势。人在完成各种日常工作时，需要不断更换各种姿势以缓解腰部压力，如长期处于某一姿势不变可导致局部的累积性损伤。特别是长期处于不良姿势更容易诱发腰椎间盘突出症。工作强度大，工作时不能保持脊柱有效的生理曲度，易造成腰背肌肉长期僵硬、痉挛，腰椎间盘负荷增加。工作期间设置一个闹钟，每一小时起身一次，喝杯水，望望远，聊聊办公室新闻，放松一下紧绷的脑神经与腰背部肌肉，实在是一举多得的乐事。

（3）采取正确的弯腰拾物及抱持姿势，避免腰部过分受力。日常抬物时尽量采取屈膝屈髋下蹲或一条腿半跪，把身体尽量靠近重物，背部保持平直，同时注意脚部用力，减轻腰背部肌肉的负担。

（4）采取正确的坐、立、站姿维持腰椎生理平衡。正确的站立姿势应该是两眼平视，挺胸，直腰，两腿直立，两足距离约与骨盆宽度相同，这样全身重力均匀地从脊柱、骨盆传向下肢，再由两下肢传至足，做到真正的“脚踏实地”。

（5）加强功能锻炼但要避免剧烈运动。功能锻炼对腰椎间盘突出患者非常重要，而且是必不可少的，但功能锻炼也须注意不要过量运动，感到疲劳就需要休息，应保持低强度的温和锻炼。

（6）注意腰部保暖。腰部受凉所致的腰肌劳损与痉挛常引起腰椎关节的僵硬，椎间盘突出复发，神经根水肿。由于腰部肌肉损伤，血液循环较差，腰部比其他部位更容易受凉。

（7）防止便秘，避免猛烈打喷嚏、剧烈咳嗽等增加腹压的因素。尽量少吃肉及脂肪量较高的食物，因其易引起大便干燥，排便用力而导致病情加重。可多摄入蔬菜、水果等富含粗纤维的食物，改善排便情况。

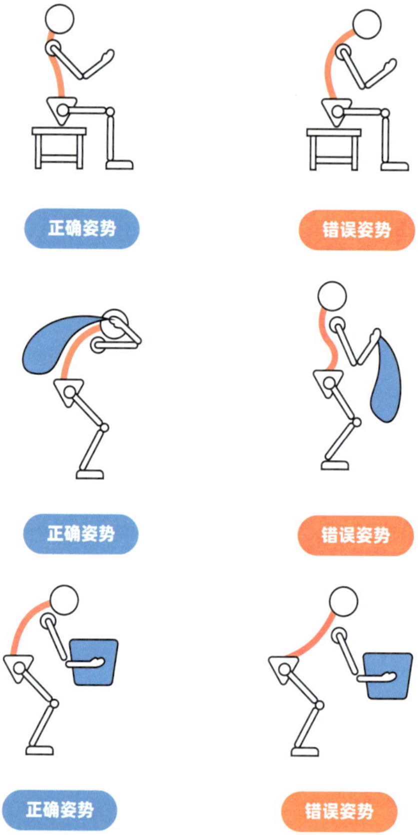

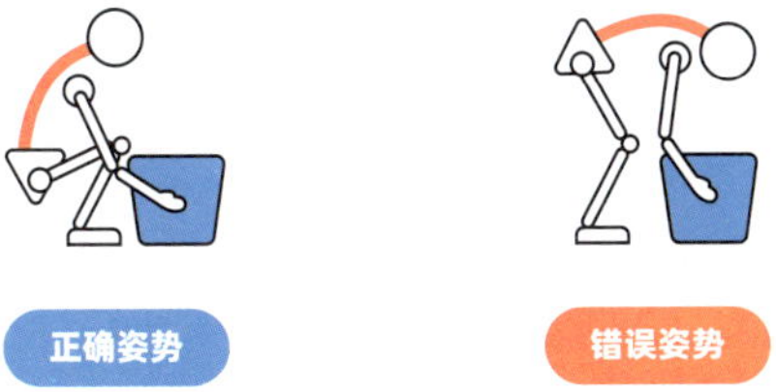

除了急性发作期，其他情况都适合做的腰椎间盘突出症健腰操

第一节：屈膝拱腰

仰卧，屈膝足踩床面或地面，以双手、双足及颈项部为支撑点，尽量挺腰、使身体成拱桥状，上下各10次。

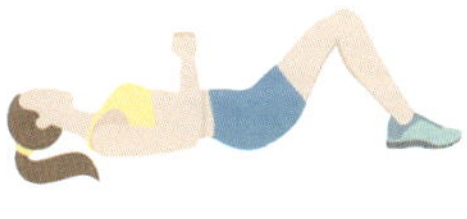

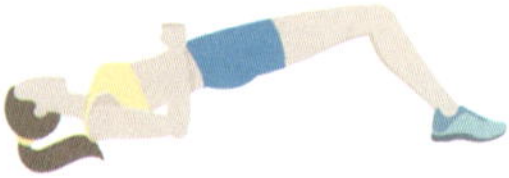

第二节：手膝爬行

以双手及双膝着地，可原地爬行，前进与后退交替，每次 3 分钟。

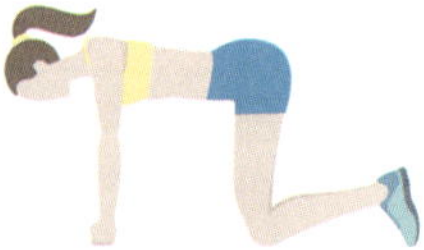

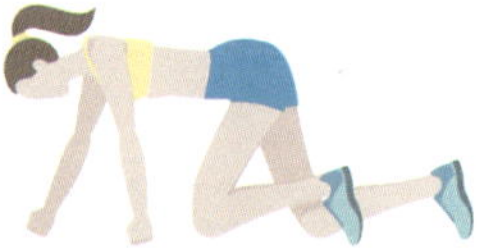

第三节：展翅抱膝

两脚分开站立，抬头挺身，两手由前向上侧上举，尽力将身体舒展；然后双脚并立下蹲，两手抱膝，尽量将身体团紧，最后挺身直立，连续做10次。

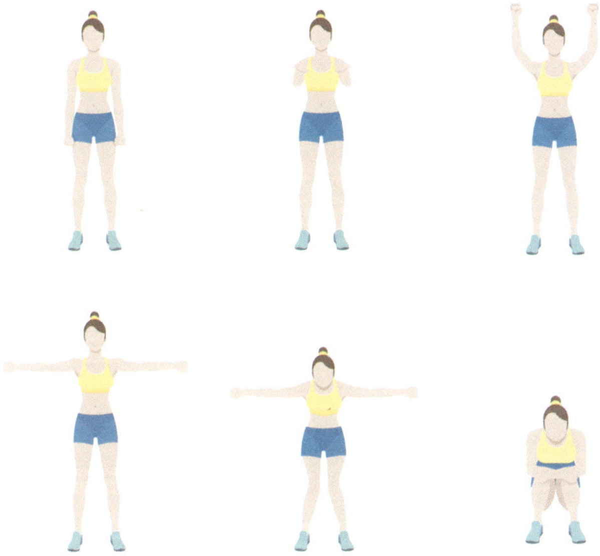

第四节：旋腰搭肩

双脚不动，以腰脊为纵轴身体向右转动90°，同时左手经体前由下向右上方向曲臂划弧，至右肩部位，眼看左手；上体向左转动，左手跟随继续经脸部前向左划至左侧下，同时右手也向左划弧，当右手划至左肩部位时眼看右手。左右连续各做10次。

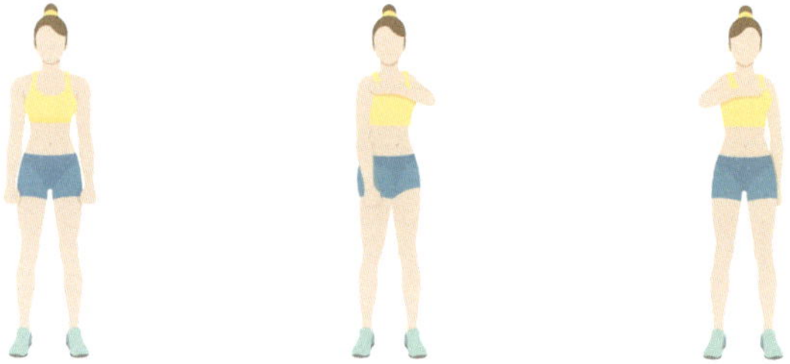

第五节：托腰倒走

直立后伸双手托腰倒走，每次 5 分钟。

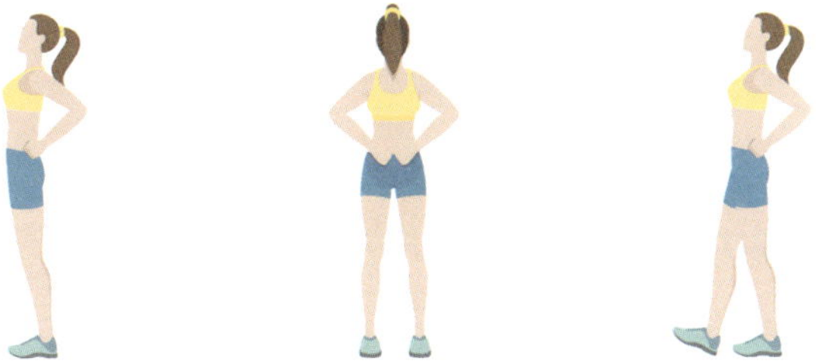

腰椎间盘突出症的保健方法

最简单的方法——步行

步骤很简单，选择平底鞋或者负跟鞋，小步慢慢倒着走，倒走时能让人体重心后移，减小骨盆前倾和腰椎前凸，矫正脊柱的过度弯曲，长期坚持还可以缓解腰椎间盘突出症引起的疼痛，防止复发，同样倒走也适用于腰肌劳损患者。有高血压的读者需要咨询医生后进行。

爱“腰”的一天健康作息

7：30　正确起床：先侧身，手肘手臂支撑身体，慢慢起身

7：45　刷牙洗脸的姿势要注意，蹲个小马步，减轻腰部负担

8：00　精致早餐，蛋白质、钙质、维生素、微量元素……一个都不能少

8：30　上班通勤

有车一族：调整座椅，备好腰部靠垫

公共交通一族：在保证安全不妨碍他人空间的前提下，适当活动

“11 路”一族：注意步行姿势

单车，助动车一族：戴好安全装备，防止意外伤害

9：00　打卡上班：保温杯里泡白开水，足量喝水保持椎间盘内水份满满，“冲走”局部关节的炎症

靠垫选得好，腰痛不见了

手机设置闹钟提醒，每坐 1 小时，起身 10 分钟走动

开会需要久坐的时候，戴个腰托保平安

11：30　午饭品种多样化，细嚼慢咽

12：00　午饭后小憩：可以散步消食，切忌趴在办公桌上午睡，不利于颈椎和腰椎的健康

18：00　下班到家，不赖在沙发里

19：00　吃完晚饭，洗碗做家务，注意做家务姿势

22：00　选择合适的寝具，软垫硬板床是首选，助脊柱一夜好眠

腰椎间盘突出症的穴位按揉

穴位按揉是腰椎间盘突出症缓解期较为理想的途径，按揉关键穴位治疗腰椎间盘突出症有较好的疗效。按揉可以解除腰臀部肌肉痉挛，从而降低椎间盘盘内压力，有利于突出物的回纳；加强腰部的血液循环，有利于消除局部水肿，松解粘连，促使损伤的神经根恢复功能。

【关键穴位】

肾俞、大肠俞、环跳、承扶、阳陵泉、委中、足三里、太冲、悬钟、昆仑、承山。

肾俞俯卧位，在第二腰椎棘突下，命门（督脉）

旁开 1.5 寸（旁开两横指）。功效：益肾健腰，通利腰脊，培补先天之元气，为强壮保健之要穴。

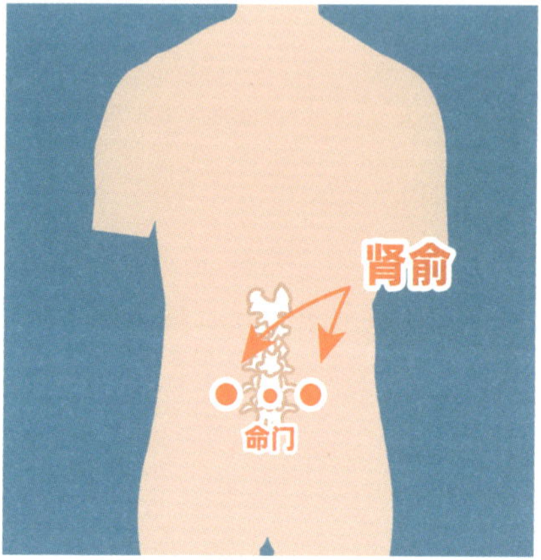

大肠俞在腰部，当第 4 腰椎棘突下，旁开 1.5 寸。功效：强筋骨，利腰膝，理气降逆，调和肠胃。

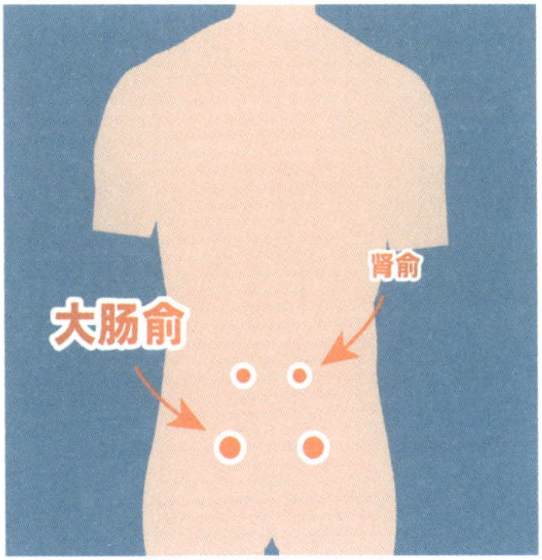

环跳侧卧屈股，在股骨大转子最高点与骶骨裂孔的连线上，外 1/3 点所在位置。功效：祛风化湿，强腰益肾。

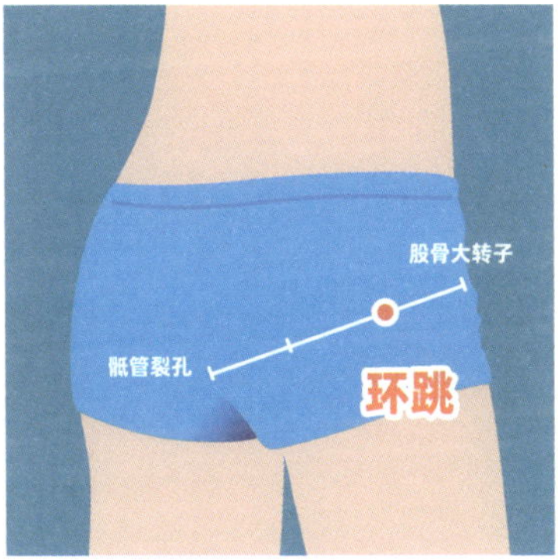

承扶　在大腿后面，臀下横纹的中点。功效：疏利腰膝，舒筋活络。

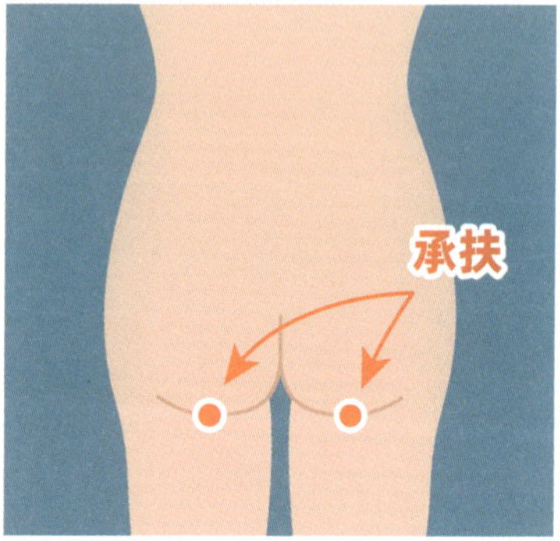

阳陵泉　在小腿外侧，当腓骨头前下方凹陷处。功效：舒肝利胆，强健腰膝，和解少阳，清热利湿。

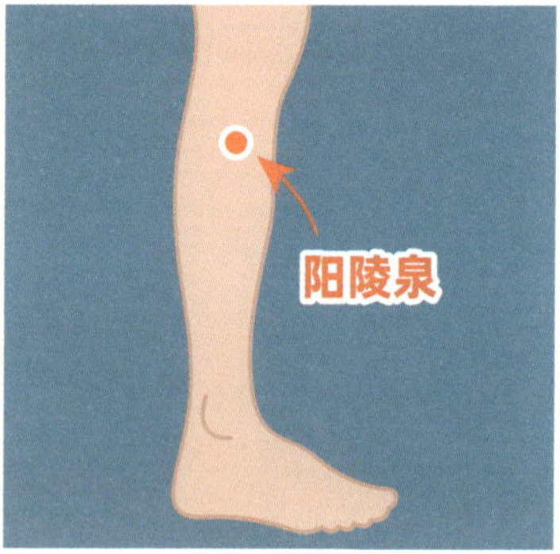

委中　膝部后侧，腘横纹中点。功效：舒筋利节，疏利腰脊，清热凉血，祛风除湿，为强健腰脊之要穴。

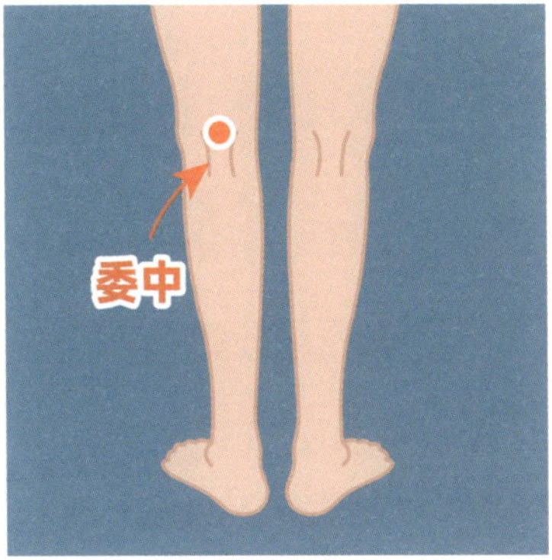

足三里　屈膝，取外膝眼（髌骨下缘外侧凹陷），外膝眼向下 3 寸（相当于自己 4 横指的宽度），胫骨前缘一横指。功效：健补脾胃，补益后天之气，为强壮保健之要穴。

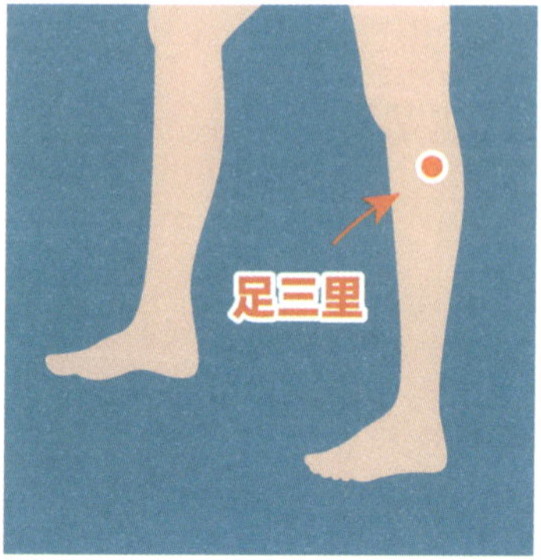

太冲　位于足背侧，当第1跖骨间隙的后方凹陷处。功效：疏肝解郁，行气止痛，滋养肝阴，补益肝血，清利下焦湿热。

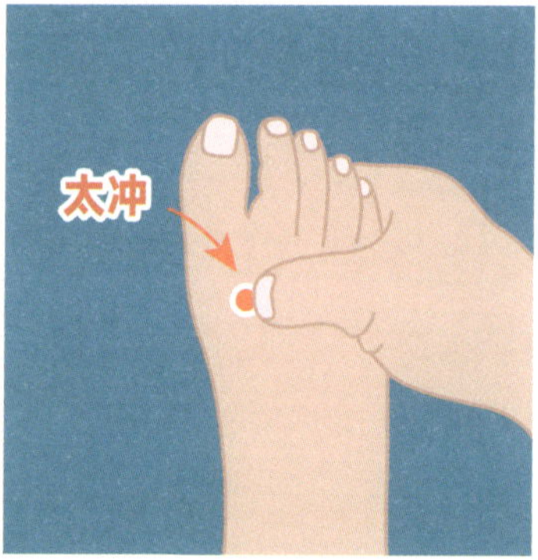

悬钟　位于小腿外侧，外踝尖直上4横指处，腓骨前缘处。功效：疏肝解郁，理气止痛，尤擅长治疗腰部及下肢疼痛及痿痹。

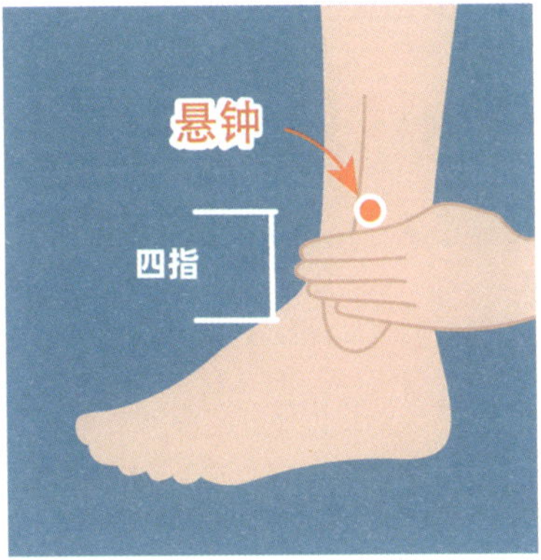

昆仑　位于足部外踝后方，外踝尖与跟腱之间的凹陷处。功效：疏风通络，活血止痛。

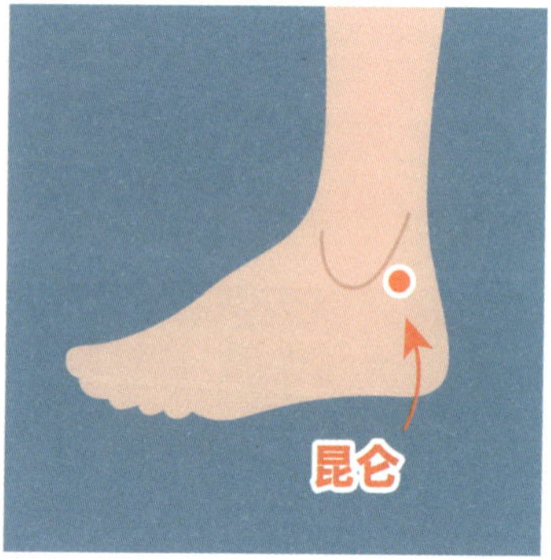

承山　位于小腿后面正中，当足跟上提时腓肠肌肌腹下出现"人"字凹陷，于其尖下取穴。功效：柔筋止痛，理气舒筋。

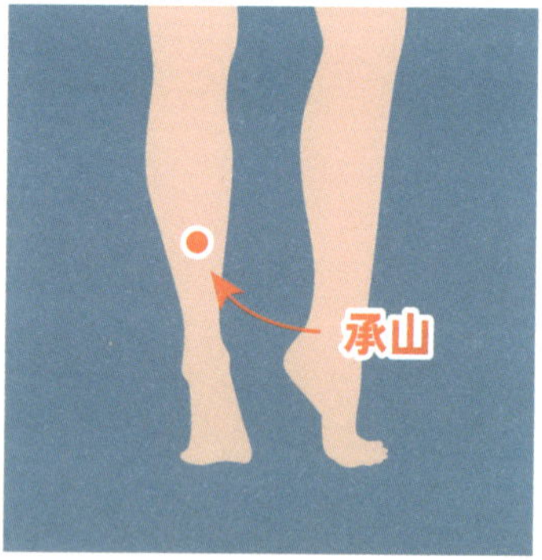

【按摩方法】

（1）在腰部用揉法操作5分钟左右，顺时针或逆时针像揉面一样在腰部施行手法。

（2）用拇指指端弹拨腰椎两侧的肌肉各10~15次。

（3）用掌根按揉腰椎两侧的肌肉1~2分钟。

（4）按压环跳、敲击肾俞、委中各10~20次。

重点①：俯卧位，放松身体，操作者把双手握成空拳，轻轻敲击环跳穴、肾俞穴，每次坚持操作10~20次就可以了，每天在空闲的时候可以多操作几次。

重点②：委中穴在双腿膝盖后侧的凹陷正中部，腰椎间盘突出的患者首先保持俯卧，也可取坐位准备好，用拇指力度适中的按压委中穴位，每组可坚持操作30次，按压的力度一般来说以可以耐受为度。因为委中穴有两个，因此按压完一侧后要换成另一侧继续采取同样方法按压。

（5）拿捏委中、阳陵泉10~20次。

重点：阳陵泉的位置与委中穴相近，在双腿膝盖的外侧两寸下，也就是腓骨小头的位置。在具体操作的时候用拇指分别按压双腿的阳陵泉30次，需要注意的是保持力度适中。

（6）用掌根用力按压腰椎5~10次，然后前屈、后伸、左右旋转腰部各5~10次。

（7）以拳背叩击腰部2~3分钟。

（8）局部涂适量按摩油，并擦热腰部，3~5分钟。

用双手掌根沿脊柱两侧自背部开始擦至臀部，以调达气血、疏通经络，使腰背肌肉得以调整。

按揉每日1次，10次为1个疗程。可以自我按揉或者家人之间互助按揉。按摩一定穴位可以帮助患者解除局部肌肉痉挛的症状，同时减少椎间盘内的压力，让腰椎间盘内突出物的回纳更加有力，适当按摩还可以加强腰部组织的血液循环，减轻局部水肿症状，同时预防和松解组织粘连。

（1）敲击肾俞：在按摩的时候腰椎间盘突出患者可以采取俯卧，放松身体，然后操作者把双手握成空拳，轻轻敲击肾俞穴位，每次坚持操作 20~30 次就可以了，每天在空闲的时候可以多操作几次。

（2）按压委中穴：委中穴在双腿膝盖后侧的凹陷正中部，腰椎间盘突出的患者首先保持俯卧，也可取坐位准备好，拇指用适中的力度按压委中穴位，每组可坚持操作 30 次，按压的力度一般来说以可以耐受为度。因为委中穴有两个，因此按压完一侧后要换成另一侧继续采取同样方法按压。

（3）按压阳陵泉：阳陵泉的位置与委中穴相近，在双腿膝盖的外侧两寸下，也就是腓骨小头的位置，在具体操作的时候用拇指分别按压双腿的阳陵泉 30 次，保持适中力度，逐步由浅层按压至深层，再由深层退回到浅层。

【手法】

局部推法。用双手掌根沿脊柱两侧自背部开始推至臀部，以调达气血、疏通经络，使腰背肌肉得以调整。

局部揉法。沿腰背部顺行向下至小腿进行揉摩，以放松身体，舒通经络使气血得以畅通。

局部按揉法。沿受累的神经路线重点按揉至小腿，以松解肌肉，改善受累区血液循环，改善局部神经组织的微循环，缓解神经支配区域的皮肤麻木感。

局部捏拿法。朝天仰卧，采用捏拿股四头肌；翻身俯卧，采用捏拿小腿后侧腓肠肌，可以改善肌肉弹性，恢复肌张力。

摆脱腰肌劳损，早日“乘风破浪”

最近“乘风破浪的姐姐们”一直是大火的综艺话题，看着她们青春洋溢的舞姿，你是否知道，她们也和普通人一样，时常为腰肌劳损所困扰，今天我们就来聊聊腰肌劳损那些事儿。

上班一直坐着，腰部酸胀还有刺痛？

腰疼的时候用拳头捶捶就能好点？

劳累的时候休息片刻后就能减轻？

您也有这些问题？可能是腰肌劳损。

常听人说腰肌劳损，但是腰肌劳损到底是怎么回事？

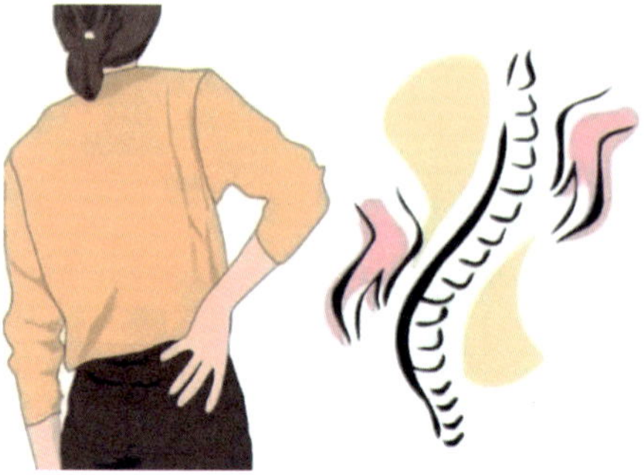

腰肌劳损，又称功能性腰痛、慢性下腰损伤、腰臀肌筋膜炎等，实际上为腰部肌肉及其附着点筋膜或骨膜的慢性损伤性炎症，是腰痛的最常见原因之一，主要症状是腰或腰骶部反复发作的胀痛和酸痛，疼痛可随气候变化或劳累程度而变化。其日积月累的损伤，可使肌纤维变性，甚而少量撕裂，形成瘢痕、纤维索条或粘连，遗留长期慢性腰背痛。

这种病症的常见程度，可以说几乎每个人一生中都会患有一次或多次，反复发作者也不在少数，更有部分患者因其反复发作迁延不愈，进而导致心理焦虑，甚至产生抑郁。心思重的患者，还经常怀疑自己得了严重疾病，比如各种癌症，把自己吓得半死。这些都严重影响了患者的工作和生活质量。

其实，这种疾病的诊断和治疗还是比较简单的。这个病属于骨伤科范畴，有经验的骨伤科医生，会详细询问你的症状出现、加重与反复的特点，仔细检查你的脊柱椎体和各个椎间盘，检查你的下肢神经功能，只要椎体、椎间盘和神经方面没有问题，基本上就可以做出腰肌劳损的诊断。当然，患者最好是拍摄腰椎X线片和腰椎MRI，检查并排除腰部其他疾病，如腰椎间盘突出症、腰椎滑脱症、腰椎骨关节病、腰椎管狭窄症、腰椎压缩性骨折等常见疾病。

腰肌劳损除了有慢性腰痛以外，并无其他的明显症状，休息、揉捏或热敷后疼痛可缓解，这种疼痛也可在卧床片刻后减轻，但不久又会复发，稍做活动可再次减轻，而一旦活动过久疼痛便会再次加剧，疼痛部位往往比较广泛，并不局限于一两点，有时不能完全明确地指出疼痛部位，天气变化时会出现腰部肌肉痉挛和疼痛的症状，且腰部活动明显受限。所以该病往往不会引起患者的足够重视，致使该病无法得到及时的控制，待到病情严重时经常会因为剧烈腰疼而影响正常的躯体活动。临床上治疗腰肌劳损的方法很多，均可起到作用，但是腰肌劳损的治疗关键在于坚持。

1. 腰肌劳损的表现

（1）腰部酸痛或胀痛，部分刺痛或灼痛。

（2）劳累时加重，休息时减轻；适当活动和经常改变体位时减轻，活动过度又加重。

（3）不能坚持弯腰工作。常被迫时时伸腰或以拳头击腰部以缓解疼痛。

（4）腰部有压痛点，多在骶棘肌处，髂骨脊后部、骶骨后骶棘肌止点处或腰椎横突处。

2. 腰肌劳损的原因

除腰部本身的局部病变外，引起“腰肌劳损”的因素归纳起来主要有以下三点：

（1）腰部的慢性积累性损伤。职业原因需长期弯腰工作者，或因姿势不良，使腰部肌肉长期处于被牵拉状态，日积月累造成腰肌产生慢性损伤，出现腰痛。

（2）急性腰部扭伤未经及时合理的治疗，造成慢性创伤性瘢痕及粘连形成，腰肌局部力量减弱或两侧失衡产生疼痛。

（3）无论慢性累积性损伤，还是由急性损伤迁延不愈发展为慢性腰痛，其主要病理变化是肌肉纤维充血、水肿及肌纤维间或肌肉、筋膜纤维间发生粘连、炎细胞浸润，使腰肌正常活动受到影响。当腰部活动，特别是腰部前屈位时，受损腰肌由于外部牵拉刺激，通过神经反射表现出腰痛症状。

在这些致病因素中，临床上最常见的是以局部疾患（外伤、扭伤、劳损、退行性病变、炎症等）及体位姿势不良为主，是骨科及康复门诊遇到的最常见的疾病之一。

3. 腰肌劳损的处置

（1）适当休息。疼痛感是人体的自我反馈机制，疼痛就是身体在提醒我们需要休息了，不要忍受着疼痛继续工作或是做其他事情。

（2）维持良好的体位。端正的脊柱会使周围肌肉张力对称，炎症容易消失。

（3）适度的药物治疗。当症状严重到影响了生活和工作时，特别是影响睡眠时，就需要采用药物干预。比如，使用消炎镇痛类药物缓解疼痛、肌肉松弛类药物放松肌肉。

（4）针灸推拿理疗。条件允许时，可以行疼痛部位的热敷理疗，或在专业的机构，接受正规的针灸以及推拿按摩等理疗。

（5）疼痛激发点治疗。这种治疗，还不被大部分医生掌握。其原理是，找到疼痛的最严重和激发点，对其采取各种强效干预，其治疗效果又快又好。

有人不禁要问，脊柱的主要结构没有问题，只是腰肌及筋膜有些劳损性的炎症，怎么会难治呢?这里的难治不是指，需要多么好多么多的药物，不是需要多久的康复理疗，不是需要多大的手术。它难治在容易反复发作，难治在很多患者对其不够重视。因为腰肌劳损对工作和生活的影响程度相对较小，大家还可以坚持，而且这是一种良性退行性病变，最终没有危及生命的危险。

4. 腰肌劳损的预防

（1）应当重视避免一些容易引起“闪腰”的动作，如弯腰持重物、多次反复弯腰等。

（2）一旦腰扭伤，必须休息，以防脊柱不断活动干扰损伤软组织的修复。

（3）在日常生活和工作中必须保持良好的姿势，长期坐位的职业者必须保持正确的坐姿。

（4）因工作需要长期弯腰的人，如护士、文秘、司机等，必须要保持下腰部平坦，使身体重心位于髋关节和足部，这样不易引起腰肌疲劳。

（5）对于一般人群，在日常生活中，无论是弯腰取物，上、下楼梯，负重爬山等活动，均需保持良好的姿势，以便预防腰肌劳损。

5. 科学锻炼腰肌远离劳损

患了腰肌劳损，腰痛期间不但要适当休息，还需要采取综合治疗措施祛除疼痛，改善病情，防止腰部肌肉向纤维化改变。此外平时要注意保持良好的坐姿与站姿，即抬头平视、收腹、挺胸、维持脊柱正常的生理弧度，避免颈椎和腰椎过分前凸；要加强体育锻炼，增强腰部力量。以下六招式可锻炼腰肌：

（1）转胯运腰：两腿分开，稍宽于肩，直立，全身放松，双手叉腰，调匀呼吸。胯先向左、再向前、向右、向后，围绕腰的中轴，做水平转圈动作。转胯 1 圈为 1 次，可酌情做 15 ~ 30 次，再反方向做同样动作。

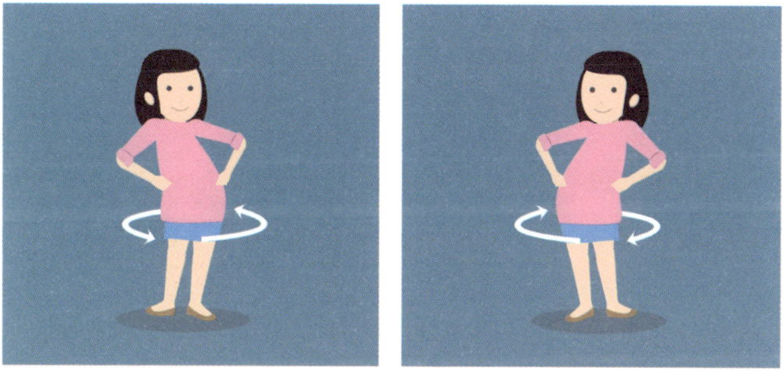

（2）转腰捶背：两腿分开，与肩同宽，直立，全身放松，两腿微弯曲，两臂自然下垂，双手半握拳。先向左转腰，再向右转。两臂随腰部的左右转动而前后自然摆动，借摆动之力，双手一前一后，交替叩击腰部和小腹，左右转腰为1次，连做20~30次。

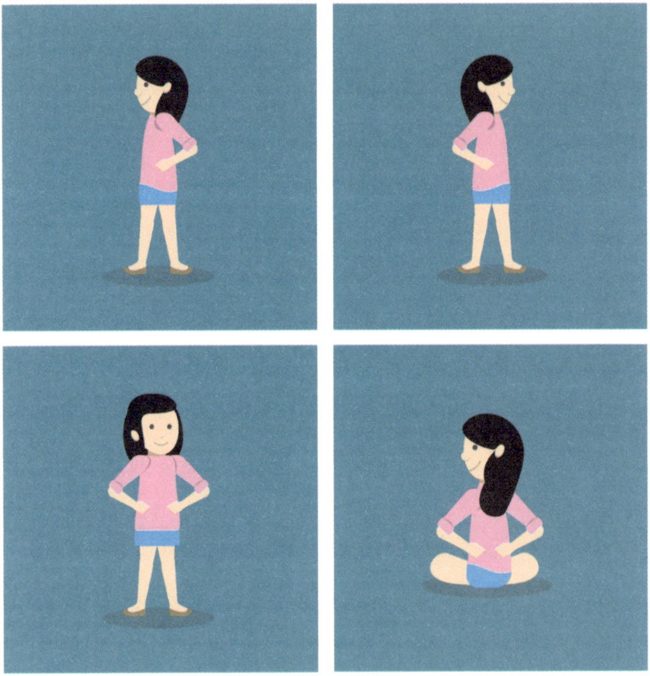

（3）双手攀足：全身直立放松，两腿微微分开。

先两臂上举，身体随之后仰，尽可能达到后仰的最大程度，稍停片刻，随即身体前屈，双手下移，手尽可能触及双脚，稍停，恢复直立体位。如此为1次，可连续做10~15次。

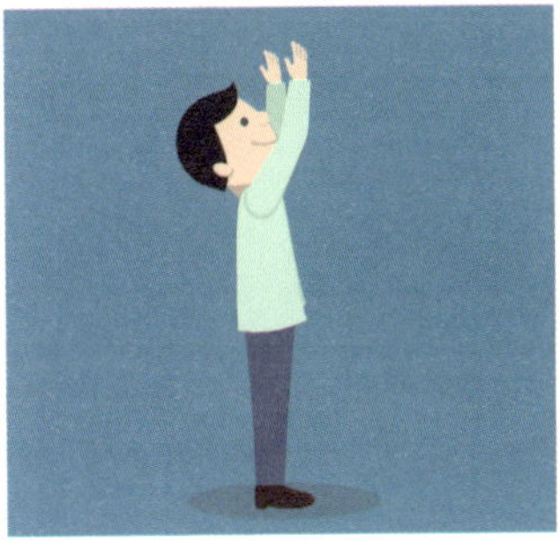
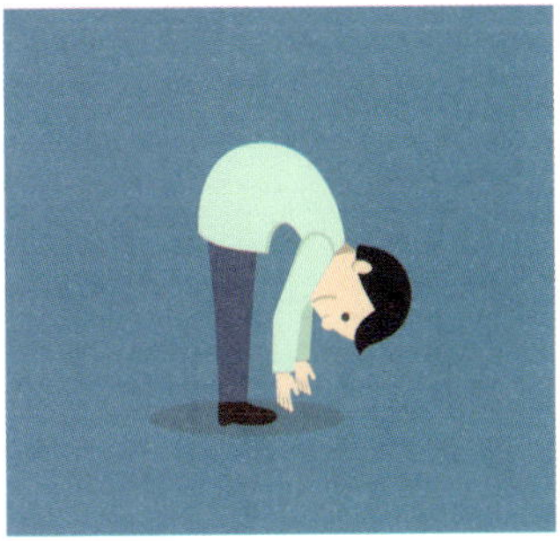

（4）坐位拉伸：坐在办公桌前，可以利用休息间歇适当拉伸，双手臂上举，挺直并拉伸脊柱，双手臂上举时呼气，停留5秒左右，双手臂下垂吸气，如此反复3~5轮。

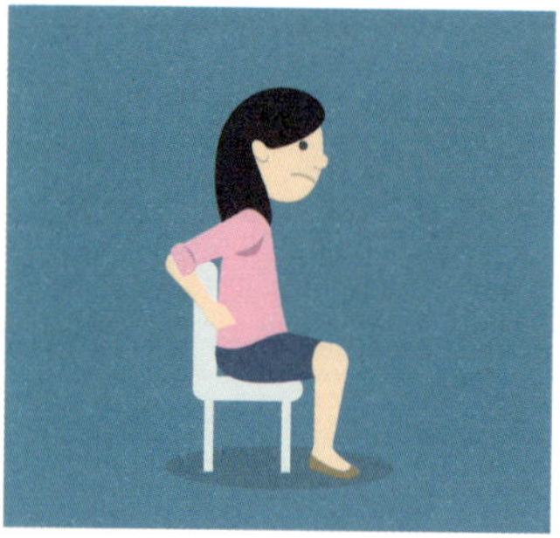

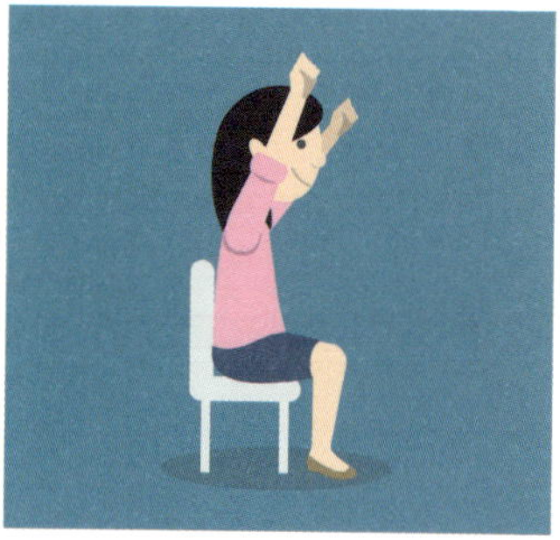

（5）飞燕式：俯卧床上，双臂放于身体两侧，双腿伸直，然后将头、上肢和下肢用力向上抬起，不要使肘和膝关节屈曲，要始终保持伸直，如飞燕状。反复锻炼 15~30 次。

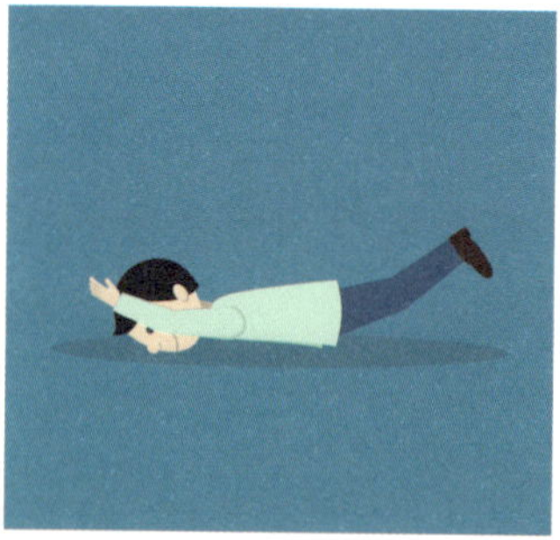

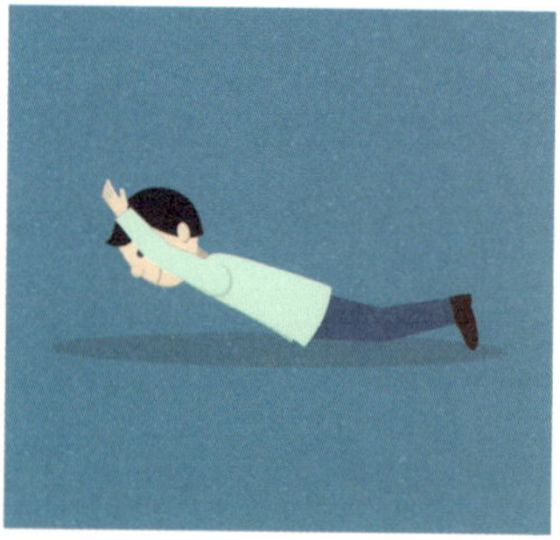

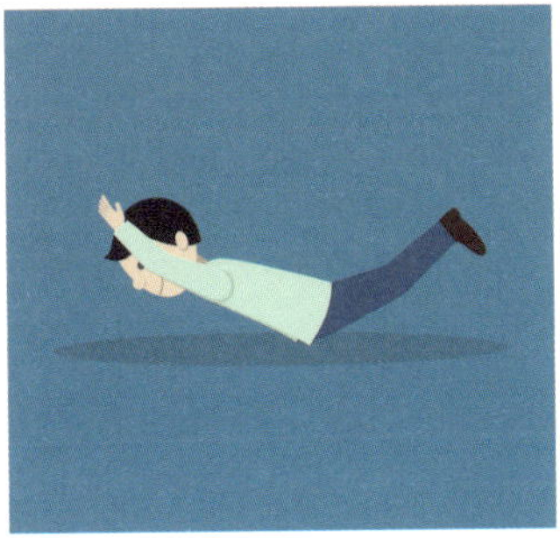

（6）拱桥式：仰卧床上，双腿屈曲，以双足、双肘和后头部为支点用力将臀部抬高，随着锻炼的进展，可将双臂放于胸前，仅以双足和头后部为支点进行练习，反复锻炼 10~20 次。

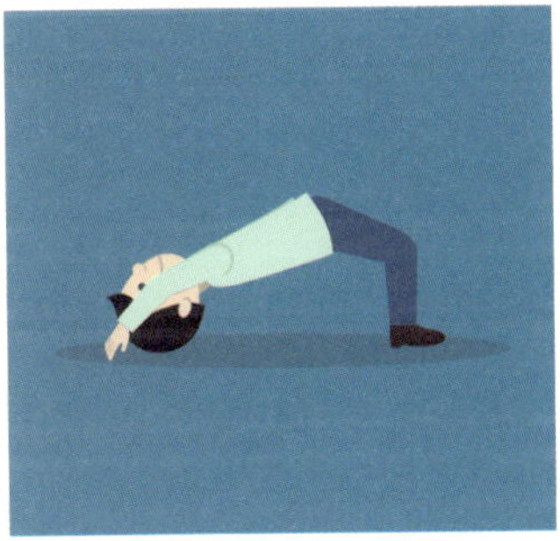

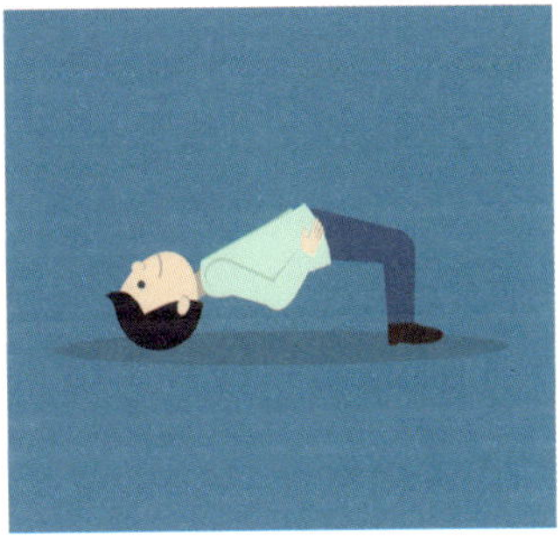

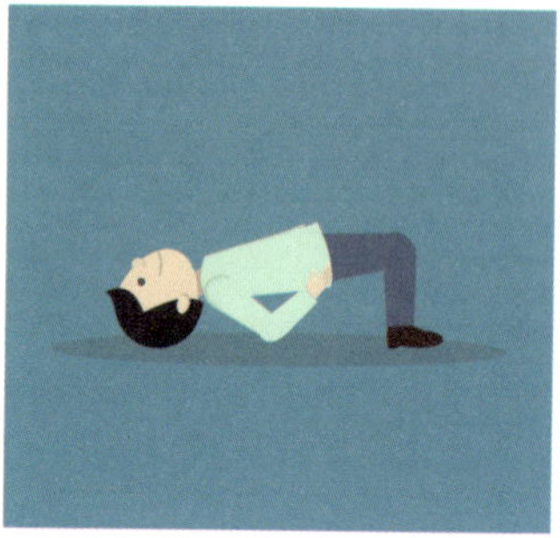

一下子聊了那么多，需要温故而知新，总之，早日摆脱腰肌劳损，才能天天"乘风破浪"！

典型病例分享

【病例简介】

R小姐，三十三岁，销售经理。

R小姐第一次“闪腰”是在三年前的深秋。早上刷牙的时候，她打了剧烈的喷嚏，随后腰部感到一阵如刺痛般的强烈冲击。R小姐在某公司担任销售经理，当时正值展会期间工作相当忙碌，从早到晚都一直站着，腰部确实很疲惫。不过，她一直以为闪到腰是老人家才会发生的事，做梦都没想到会发生在自己身上。

她当时腰痛很严重，只要稍微动一下就会疼痛。

而且那阵子刚好是她花粉症发作频繁的时期，每次打喷嚏或咳嗽时，都会造成腰部剧烈疼痛。R小姐不得已只好请假三天，口服了一些消炎镇痛药物，局部贴了药膏，卧床休息。她还记得当时展会现场非常繁忙，她的请假给同事添了许多麻烦，也影响到了自己后期的升职。

但事情不是到此就结束了。之后R小姐只要工作疲累，就会再次闪到腰，而且各种情况都可能让症状复发，比如伸手拿吹风机便闪到腰，在玄关捡拾掉到地上的钥匙时闪到腰……每当闪到腰时，除了休假别无他法。她虽然知道自己给许多人添了麻烦，但身体动不了，实在无计可施。

腰的状态一直恶化，不只腰部，就连腿也开始发麻。有一次与男友一起看电影时，她甚至腰痛到没办法继续坐着看完，结果边哭边离开了电影院。

困扰至极的R小姐到骨科就诊，被诊断为腰椎间盘突出症，医师建议她先接受一段时间的保守治疗，如果效果不佳，后期需要手术。她原本以为自己不过是腰比较纤弱，一听到要动手术，吓了一大跳，她从没想过，腰痛竟成了得上手术台的大事。

如今R小姐正烦恼着要不要动手术。一想到自己的腰不知道会不会继续恶化，不安感便油然而生，而且如果未来还是摆脱不了腰部困扰，不知能否继续工作，甚至能否结婚、生儿育女，都成了问题。于是来到了我们的门诊寻求专业的保守治疗。

【病例分析及对策】

腰椎间盘突出症的特征是，只要一咳嗽或打喷嚏，便会出现腰部的剧烈疼病，偶尔会伴随关节错位的声响，有时还会合并出现从臀部到脚底的发麻或疼痛症状。

这种疼痛的出现，是由于椎间盘内部果冻状的髓核被挤压出来，触碰到神经所致。由于从脊髓分出的神经不只分布到腰部，也延伸到下半身，所以臀部、大腿、足部、脚掌也会出现症状。尤其是上半身前倾的姿势，容易造成椎间盘突出症，患者多是像R小姐一样站着工作或者长时间坐着工作的人。另外，也有不少人是因为闪到腰才出现椎间盘突出症。这些人群平常就过度使用腰部，可能已经有尚未确诊的椎间盘突出，突然又加上急性腰扭伤的强烈冲击，而使得髓核往外突出加重，引发腰突症。像R小姐一样，闪到腰好几次会使得状态更加恶化。当然，也可能没有闪到腰，但情况还是逐渐恶化，不过，曾经闪到腰的人的椎间盘已经陷入受到轻微的外力即会发病的状态，日常起居需要特别留意。

怀疑自己或许有椎间盘突出症的人，可以自行检测。

这种测试被称为“直抬腿试验”。具体操作是仰躺时将脚抬起，看看臀部是否会疼痛，可以检测出椎间盘是否有突出。另外，如果已经罹患椎间盘突出症，通过专科医生的体格检查，可以根据疼痛的部位，找出是哪个椎间盘出现了问题。例如，腰痛放射至大腿前侧，可能是腰3–4椎间盘突出；腰部疼痛放射至小腿的前外侧疼痛，考虑是腰4–5椎间盘突出；腰痛放射至小腿后侧、足底疼痛麻木，说明是腰5骶1椎间盘突出。

看了R小姐的案例就会知道，如果不去处理椎间盘突出症的话，工作及日常生活就会产生障碍。R小姐的病情属于初期阶段，但如果继续发展下去，疼痛与发麻就会更加严重，最后会连步行、如厕都会有问题。如果经确诊为椎间盘突出症，骨科医师多半都会根据患者的病变程度采取不同的手术方式。近年来，微创手术已渐渐普及，费用与对身体的伤害都比以往更轻，患者比较能接受。

手术之后症状暂时解除了，但是，没过多久却又再复发的例子并不少见。容易复发是因为腰椎的椎间盘承受过多负担的根本原因并没有消除。椎间盘的状态没有改善的话，通过手术暂时修复的椎间盘很容易又会再次突出，或者是上下相邻的椎间盘因为额外的负担也出现了突出。

那么，有什么好的办法吗？推荐给大家简单有效的“品字骶髂关节调整术”，只需要三个网球便能解决这些问题。

首先，用胶带将两颗硬式网球紧贴固定。接着将紧贴的两颗网球抵住骶髂关节，再仰躺在球的上方，然后将身体放松，维持仰躺姿势 1~3 分钟。关节压住球的局部肌肉会出现痛并快乐着的刺激感，这便是骶髂关节得到激活与调整的证明。坚持每天做的话，骶髂关节就会松缓，绞索现象亦会慢慢解除。随着骶髂关节的激活，紊乱得以调整并逐步恢复功能，腰部的僵硬与疼痛感也会随之减轻。

“品字骶髂关节调整术”操作简便，但是有一些注意事项要提醒各位读者：

（1）做调整术时身体要躺在硬质的地板上。在床垫上进行的话，可能无法达到充分的效果。

（2）不能使用枕头，如有肩颈部不适可在颈后垫毛巾卷。

（3）为避免骶髂关节过度疲劳，每次调整的时间请控制在3分钟以内，一天最多做3次。身体在安静状态下进行关节调整，空腹或饱食状态均不适合做。

（4）腰的状态已经相当恶化的人，或许会感觉非常疼痛。发生这种情况的人可将膝盖弯曲，调节网球对骶髂关节的刺激强度。

（5）最重要的一点是网球不能放错位置。方法为：先以手指找出臀部中的尾椎骨，然后用一个网球抵住，再将用胶布贴住的两颗网球放在它的正上方，此时，三颗网球的位置呈现的是品字形结构。两颗网球正对的地方便是骶髂关节的位置。最后将抵住尾骨的网球拿开，准备就完成了，接着就只要躺下即可。

建议固定在早上起床后与夜晚就寝前来进行。如果将它当成早上化妆、晚上卸妆般的日常习惯自然地进行，关节调整的效果必定会显著体现。肌肤和腰部都一样，只要每天保养不懈怠，积累性的劳损就会慢慢缓解，并且还能够维持更加健康的状态。

“品字骶髂关节调整术”是通过微调骶髂关节的方式，调整关节紊乱的结构，也借机调整了腰椎的负重，让不平衡的负重状况恢复平衡。例如，假设腰椎左斜后方有突出的情形，便微调骶椎的角度，让体重倾向相对的右斜后方，原本一直倾向左侧的负担便会减弱，椎间盘的突出从压力中获得解放，很自然地就会回归到原来的位置。

S 医生来回答：腰突症患者的日常生活注意点

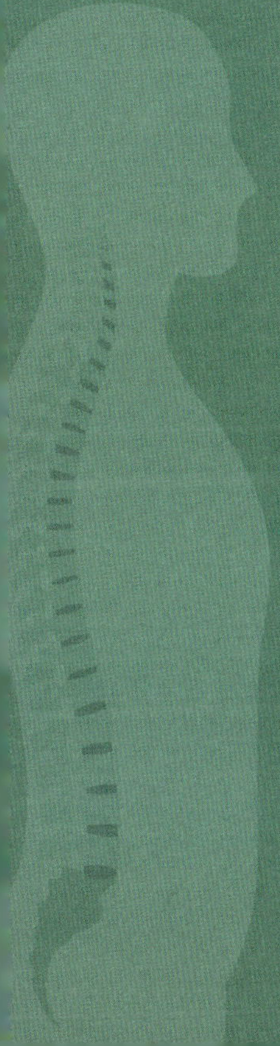

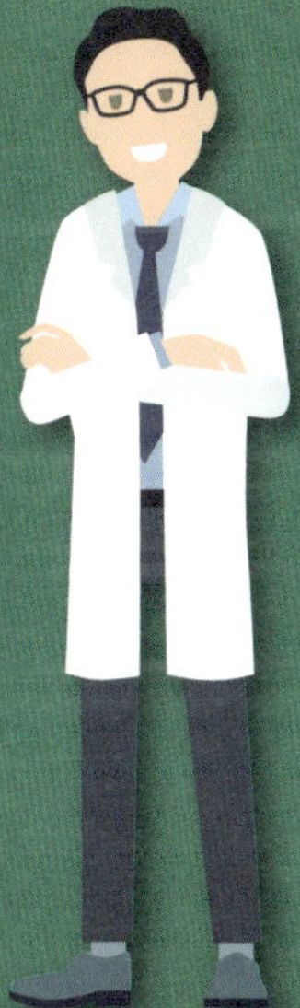

穿高跟鞋真的对腰部不好吗？

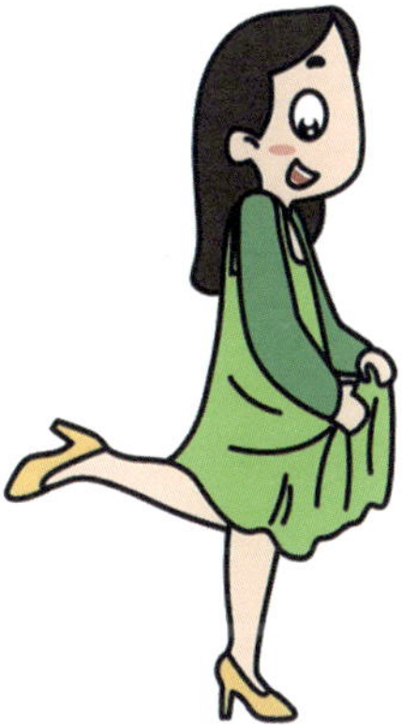

S 医生回答：不是，穿法正确就没有问题。

穿高跟鞋会让女人的腿部线条看起来变漂亮，是因为穿的时候脚跟往上提，小腿后方的腓肠肌（俗称小腿肚）自动会用力，使肌肉收缩，从而使腿的线条看起来很紧致。

那么，穿高跟鞋对腰部好还是不好?

答案是穿法正确就“没有问题”，穿法错误就“对腰部有害”。不过，10 厘米以上的高跟鞋还是不要穿比较好。

正确穿好高跟鞋的人，懂得如何平衡身体的重心。比如模特儿，就会以腰往后放的姿势将重心偏往身体后方，但轴心，亦即重心线，并没有偏移，所以能漂亮地走路而不跌倒。这样就不会加重腰部的负担。

但不习惯高跟鞋的人，掌握不到控制重心的要诀。穿高跟鞋时如果将重心往前方偏移，就会因脚跟往上提，导致身体往前倾斜，从而迫使腰部或膝盖弯曲以取得平衡。这就像是利用腰部或膝盖的缓冲功能，勉强支撑不稳定的重心。以这种不合理的姿势来走路，当然会为腰部或膝盖关节带来沉重的负担，久了自然会造成疼痛。

而且穿着高跟鞋、弯着腰或膝盖的走路模样，看起来也不美丽。弯曲严重的人还会因为无法掌控往前倾的身体，走起路来摇摇摆摆，重心不稳。以这种方式走路，失去平衡而扭到脚或跌倒的危险性也会变大。

所以，想要穿高跟鞋的话，首先就要学会正确的穿法。可以向高跟鞋穿得漂亮的人请教，或者到美姿美仪教室学习姿势或走路方式也可以。

如果这两个方法都做不到的话，为了保护腰部，比较保险的方式是挑选低鞋跟的鞋子。但是，比起完全没有鞋跟的平底鞋，脚跟高度为两三厘米的鞋子，对腰部比较好，走起路来也比较轻松。运动鞋的话，则可以挑选底部较厚、缓冲性能较好的款式。

为“护腰”不可穿着会让身体变冷的迷你裙吗？

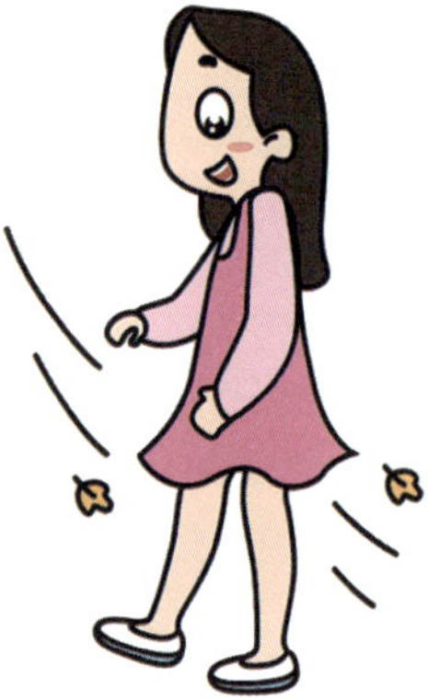

S 医生回答：并非如此。与其以厚重的衣服裹住全身，还不如特地照顾到关节及其周围。

冷是造成腰痛的主因之一，尤其女性下半身容易受凉，尽可能让腰腿不直接接触空气是比较保险的做法。古代名医张景岳在《类经附翼·大宝论》中提到：天之大宝，只此一丸红日，人之大宝，只此一息真阳。说的是阳气对人体的健康至关重要。

肚脐或背部外露的服饰对身体都不好，只露出腿的话倒没什么问题，所以穿迷你裙尚在容许范围内，可以不畏寒冷地展露双腿，正是身体还年轻的证据。年轻的身体新陈代谢良好，上半身与下半身的血液循环都很顺畅，所以露出双腿也不会感到不舒服。

相反地，穿迷你裙而感觉冷飕飕的话，是血液循环变差的证据，有可能是骶髂关节“卡住”造成血液循环不良。这种情况下，比起穿厚穿暖，建议还是优先照护骶髂关节。只要骶髂关节保养得好，就不会怕冷，而能够长久享受穿着迷你裙的乐趣。

胸部大的女性更容易腰痛吗？

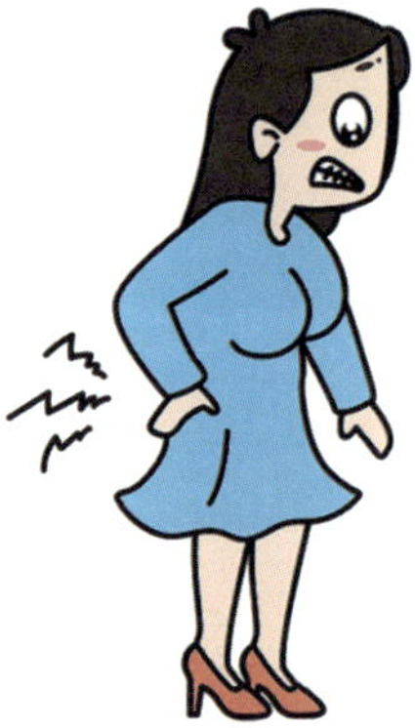

S 医生回答：是的。这类型女性的肩膀与颈部容易酸痛，腰部也容易出现不适。

不少胸部丰满的女性有肩膀、颈部酸痛或紧绷的问题。这些女性由于受到胸部重量影响，肩膀或颈部的位置容易偏向前方，所以负担会落在支撑点的肩膀与颈部的肌肉上。

当这种肩膀与颈部的酸痛和紧绷慢性化，支撑头部重量的颈部力量就会变弱，便可能使颈椎出现问题。

那么腰部状况又是如何呢？虽然腰部不会像肩膀与颈部那么严重，但腰部也容易出现不适。这是因为颈椎与腰椎是相连的，如果颈椎承受负荷的能力变差，自然也会影响到腰椎或骨盆。所以胸大的女性如果肩膀与颈部容易出现不适的话，就应该多加留意腰部状况。若想改善情况，平时就要十分注意姿势，肩膀与颈部不要太过前倾，同时也请试着每天进行“品字骶髂关节调整术”吧！

跷二郎腿对腰不好吗？

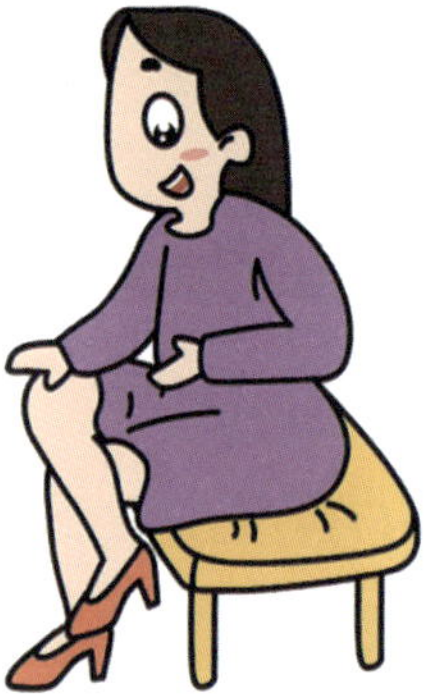

S 医生回答：最好改掉这个习惯。如无法改掉，可以有个折中的办法：不要只跷同一条腿，而是左右轮流，每次不超过 10 分钟，就没有太大问题。

女性坐着时双腿交迭跷二郎腿的姿态是美丽的，但是，跷二郎腿会扭转骨盆，此时加诸骶髂关节、腰椎、骨关节的负担是不小的，倘若又总是跷同一条腿的话，就会让关节与骨盆变得不平衡。

实际上，总是跷同一条腿的人，骨盆左右高度会有些微差异。像这种因小毛病造成的身体歪斜，会对腰椎或椎间盘加诸不平衡的重力，自然而然就会导致腰痛。

所以，双腿交叠时一定要左右腿轮流在上，让身体左右均等。已经养成习惯同一脚在上面的人，就需要提醒自己经常换脚，每次也不要超过 10 分钟。只要稍微改变平时的身体使用方式，就可以大幅减少腰部的负担。

在厨房做事也要注意姿势吗?

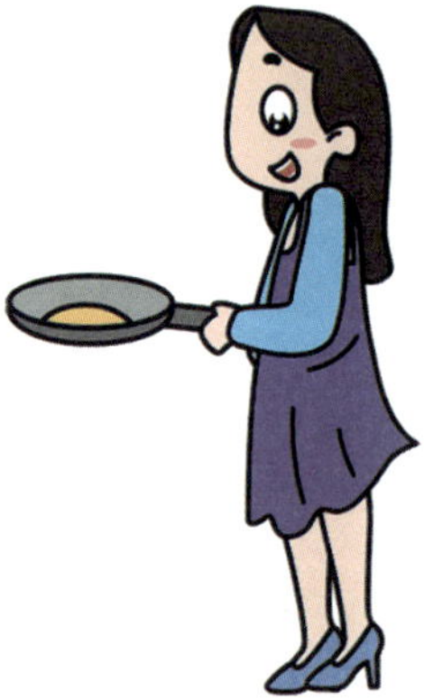

S 医生回答：是的。烹饪或洗碗的时候要留意，身体尽可能不要往前倾斜。

烹饪或洗碗的时候，身体很容易往前倾斜，尤其是厨房灶台或水槽相对比较低的时候。这种情况下，不论是使用菜刀还是清洗东西，都必须弯着身体来进行。每天持续这种不当的姿势的话，腰的负担就会增大。

所以站在厨房灶台或水槽前时，要记得提醒自己将背脊伸直。身体靠近灶台或水槽站立，以腹部紧贴台边的姿势，便可预防身体往前倾。如果感觉灶台或水槽太低，也可以双脚张开以降低视线。而自己的身高与灶台或水槽高度不合的情况，建议尽早重新装潢，装潢费用或许很高，但可以避免引起腰痛的风险，比起后期可能产生的高昂医疗费，说不定还比较划算呢。

怎样坐才不会造成腰痛呢？

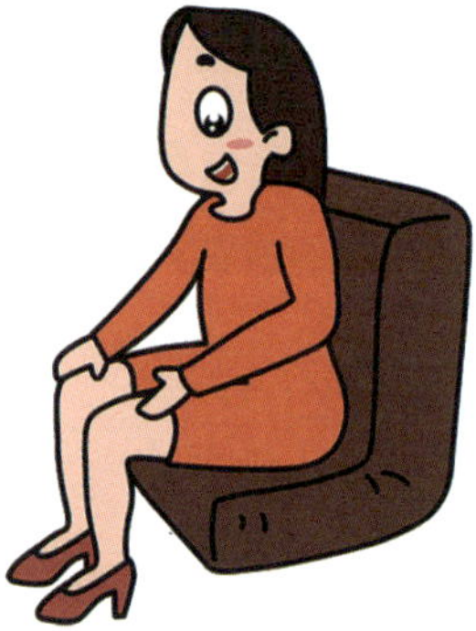

S 医生回答：坐下时，养成“让骨盆竖起来”的习惯。

现代人腰痛增加的最大原因，应该就是长时间坐着工作的机会增加。

人类的骨骼原本就不适合长时间坐着，所以这种行为每天持续，腰部当然就会出问题。那该怎么办才好呢？避免长时间坐着当然是最好的，但应该有很多人因为工作而无法改变。

那么，就尽可能维持正确坐姿吧。正确坐姿就是坐着的时候，上半身尽可能不要往前倾，背脊伸直，做到让骨盆竖起来。

但是要长时间维持这个姿势，其实相当困难。让骨盆竖起的坐姿，腰背肌必须用力，而腰背肌长时间紧绷会容易使人疲累，所以经过一段时间，任何人的背部多少都会变弯。

这时可以利用具有支撑力的靠背垫以及毛巾卷辅助。入座时在臀部与椅背之间夹着卷起的毛巾，很自然地便可让骨盆立起，不须一直使用背肌发力，也可以长时间维持正确坐姿。

坐着工作时请务必运用这个方法，养成“让骨盆竖起来”的坐姿习惯。

坐硬板凳比沙发更好吗？

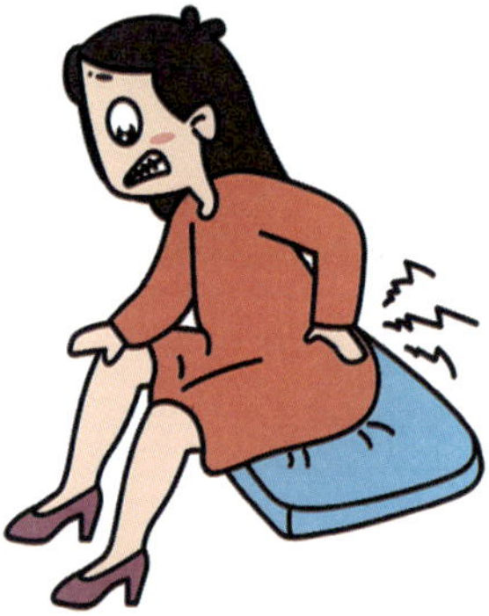

S 医生回答：是的。因为感觉轻松的坐姿，会给腰部带来很大的负担。

对任何人来说，比起紧绷的姿势，放松的姿势是感觉比较轻松的。不过，如果只想姿势轻松，所养成的坏毛病可能就会带来麻烦。

坐的时候也一样。倚靠在柔软的沙发或垫子里很舒服，但这姿势却会给腰椎带来很大的负担，因为骨盆倾斜、背肌弯曲，身体的负重就会集中到腰椎，比如非常著名的“葛优躺”，其实是伤害腰部的“隐形杀手”。如果为腰部着想，坐在硬板凳或木制椅子上会好很多。每天窝在沙发上看好几个小时电视的人，必须非常小心腰部的健康隐患。

不过，我并不是说窝在沙发上是件不好的事情，而是要知道节制，一个姿势不能持续太久。所以各位应该养成习惯：不要只想用轻松的姿势，而是要有松有弛，在应该要打起精神时就要挺直腰背。

坐在地板或榻榻米上，哪种坐姿更健腰？

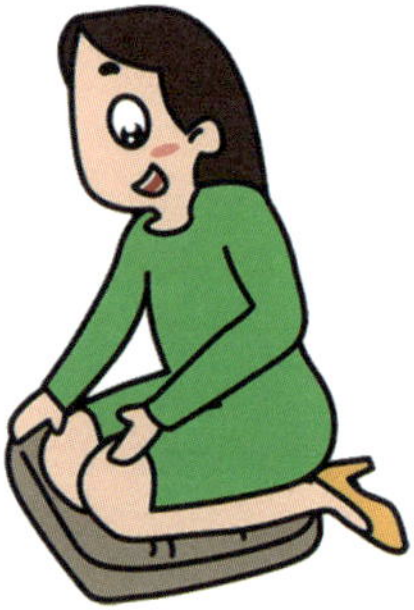

S 医生回答：选择跪坐，时而放松即可。

现在有不少人追求日式居家风格，采用榻榻米装修既简洁又显得空间比较大，根据“不同的姿势对于腰部椎间盘的压力”的调查研究，结果得知以站立姿势为1.0倍时，跪坐为0.8倍，盘坐为1.8倍。也就是说，背脊挺直、端正地跪坐着的姿势，就是“对腰较好的坐姿”。但是，长时间持续这种姿势会对膝盖造成负担，所以不妨适当地伸伸腿放松一下。

盘坐时，由于背肌会弯曲，容易对腰椎造成负担。所以若要盘坐，可在臀部尾椎下方放入座垫或卷起的毛巾，稍微垫高腰部，让骨盆立起。至于横坐，腿如果一直朝同一方向伸出，可能会助长骨盆的歪斜，所以要尽可能改变方向，左右均等地使用身体。另外，要从跪坐中伸腿放松时，建议可采双小腿直接向左右分开、臀部贴坐在地板上的姿势。原则上，坐在地板或榻榻米上时还是以跪坐为基本，时而放松即可。

合适的坐具和坐垫对“护腰”很重要吗？

S 医生回答：对于容易腰痛的患者，合适的坐具和坐垫非常重要。在许多时候，人的坐姿并不完全取决于人的本身，坐具对坐姿的正确与否也起到一定的作用，坐具不合适，同样也可以引起腰痛。

坐凳子时，因无靠背，人们会自然弯腰坐着，或直腰坐着，这使腰椎保持自然屈曲状态，腰肌相对处于松弛状态，此时腰椎的稳定由腰椎周围的韧带维持，久坐后腰椎周围韧带易发生劳损；直腰坐时，腰肌处于收缩状态，久坐后腰背肌持续收缩，易发生劳损，以上两种情况都可产生腰痛。老年人和有腰椎间盘突出症病史患者的腰背肌肉，韧带弹性及耐力较差，有不同程度的退变或损伤，不合适坐凳子，尤其不合适坐太低的凳子。

既然坐具与腰椎间盘突出症有一定关系，那么什么样的坐具更合适呢？有人做过这方面的研究表明：腰背部休息时的角度和腰部有无支撑物依托，对椎间盘压力有着直接关系。即由直角状态的坐具改为向后倾斜 120 度时，可以使椎间盘内压力明显降低，此时再于腰部加 3 厘米厚之依托物，可使椎间盘内压力进一步降低，如将此支撑物加大至 5 厘米厚时，则椎间盘内压力将更为降低。因此，较为合适的坐具要求高低适中，并有一定倾角的靠背，如在腰部有 3~5 厘米厚的依托物则更佳。此坐姿较适合汽车驾驶员。

对上班族则建议使用有靠背的椅子，这样可以承担躯体的部分重力，使腰背肌肉处于相对松弛的状态，同时也不加重腰椎周围韧带的负担，可减少劳损机会。坐椅子时，应注意尽量将腰背部贴紧椅背，工作时，应将椅子尽量拉向桌子，缩短桌椅间的距离。

软、硬床垫哪种好？

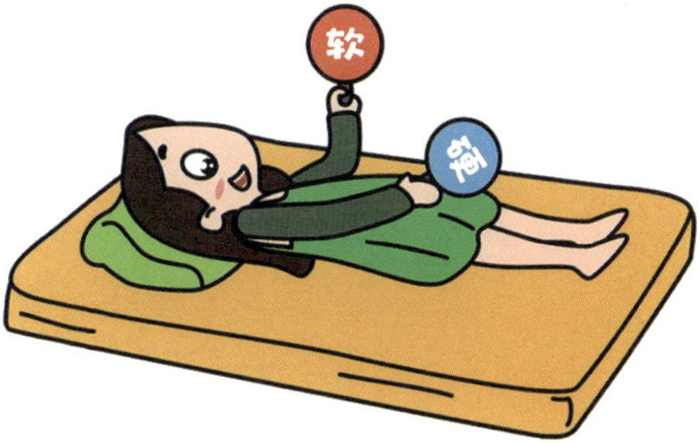

S 医生回答：不一定。腰痛类型不同，适合的床垫硬度就不同。

该使用硬的床垫还是软的床垫？要依据腰痛的类型而定。

首先，久坐腰痛、患有腰椎间盘突出症的人，可以睡在稍硬的床垫上。这些类型的腰痛，需要给予椎间盘适当的刺激，而睡在稍硬的床垫时，身体不容易陷进去，比较容易翻转身体，会让腰椎自然地带动其他部位一起活动。姿势则是以仰躺为主，尽量将身体伸直，不要蜷曲。

另一方面，患有腰椎滑脱症或脊椎管狭窄症的人，则建议使用稍软的床垫。这类型的腰痛原因是腰椎的错位或脊椎管狭窄，所以软的床垫可以让患部有支撑及包裹感。这类型腰痛的人不需要频繁翻身活动，以横向侧躺、弯曲身体的姿势入睡，应该会比较轻松好眠。

预防腰痛哪种泡澡方式比较好？

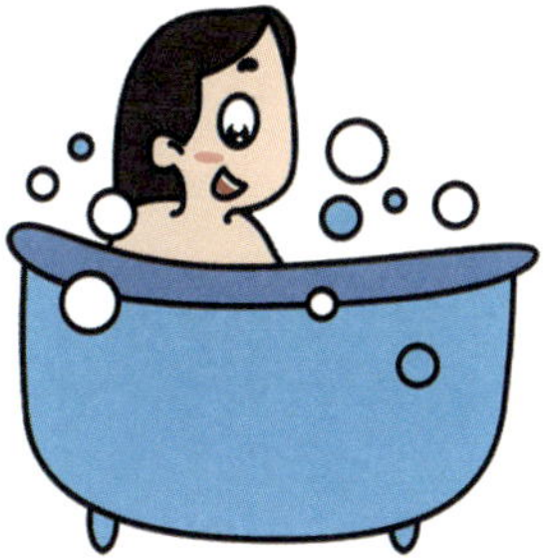

S 医生回答：建议不只泡半身浴，而是全身泡澡。

从 S 医生的“女性腰痛大调查”问卷结果发现，有许多人认为：想要减轻腰痛，泡半身浴较好。

但是，泡半身浴并不好，因为颈部或背部会变冷。从颈部到背部的竖脊肌是连接到腰部的，因此冷的感觉很容易传到腰部。为了腰部着想，建议还是选择浸泡到颈部的全身泡澡，而温度则控制在40℃左右的微温。不过全身泡澡容易泡到头昏眼花，必须十分注意。

另外，泡澡需要注意的事项还有两点：第一点是浴室里的椅子高度。坐太低的椅子会让人在洗头时身体过于前倾，这样对腰不好，所以请尽可能挑选高一点的椅子。第二点是洗完澡后要充分弄干头发。头发一直湿湿的话，会使颈后快速变冷，而颈部受冷是导致身体不适的元凶。尤其是长发的女性，请用吹风机将头发仔细吹干。

经常开车会有腰痛等腰部不适，该怎么办？

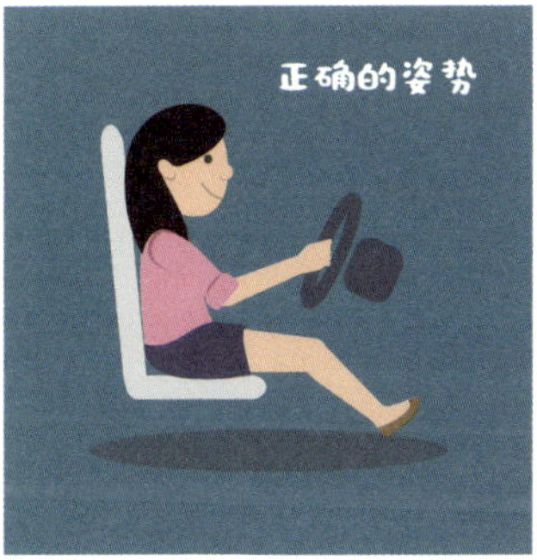

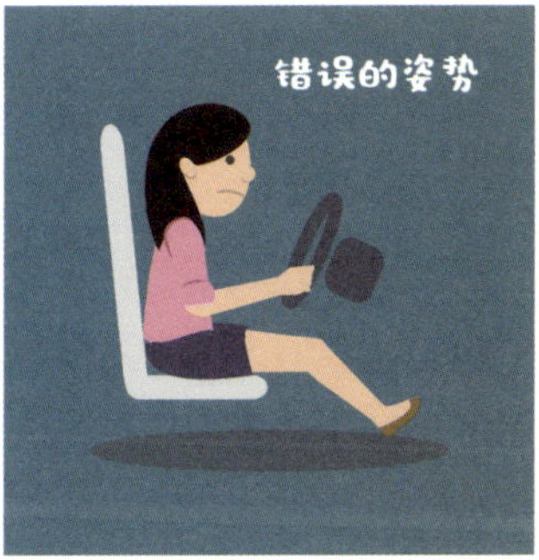

S 医生回答：鱼与熊掌不可兼得，但是，开车不腰痛还是有好办法的。

据调查显示，汽车司机人群中腰痛发生率要高于其他一般职业人群。开车时采取坐位姿势，腰部受力较大，同时由于车辆颠簸、变速，腰部不断受到震荡，为了保持身体平衡和固定的姿势，肌肉须不停地进行调整，有些肌肉一直处于紧张收缩状态，容易引起疲劳，从而影响腰椎稳定。时间长了，部分腰椎小关节、韧带以及椎间盘老化过程加快，易诱发腰突症。如果经常开车腰疼怎么办？首先，纠正驾驶姿势。开车时，对于背部压力最大的是错误的坐姿，驾车健康坐姿是应随时注意脊柱保持和缓的S形曲线。长途驾驶容易导致腰痛。你可以将座椅前移，使开车时身体不必前倾去够方向盘；在腰部放一个支撑物；每小时下车活动一下身体。驾车时正确的坐姿应该是把座位前移，坐垫适当地移向方向盘，使方向盘尽量靠近胸前，同时膝关节屈曲，并使之超过髋关节的高度，这样的姿势，即使出车时间长一些，也不容易引起腰痛，也可在下背部垫上厚度5厘米左右的小靠枕。驾车时增加腰枕、颈后枕也是一个缓解驾车腰酸背痛的好方法。

其次，热敷穴位腰阳关也是一个缓解腰部不适的好方法。长途驾车旅行者经常会出现腰酸背痛的症状，这是由于驾车者长时间相对固定于一个位置驾驶，或者座椅背部倾斜的角度不合适等。腰阳关穴，位于腰部，在背部后正中线第 4 腰椎棘突下凹陷中，约与髂嵴相平，是治疗腰部疾病的常用穴位。自驾游归来腰部不适者可趴在床上，用热毛巾在腰阳关的位置热敷，保持这个部位的热度 20~30 分钟。亦可让亲友帮助在腰阳关穴位处按摩，每次按揉 3~5 分钟，有助于改善腰部疼痛的症状。

然后，切记不要频繁急刹车。在新手上路开车过程中，免不了出现急刹车的情况，惯性及前冲力会使司机身体向前急冲，此时颈腰椎也会随之向前猛地屈曲，之后又弹回原位，长此以往容易形成“挥鞭样损伤”，此时稳定腰椎的稳定结构发挥了限制腰椎间相对移动作用。如果反复频繁地急刹车，稳定结构也终究会疲劳损伤，致使腰肌劳损、筋膜炎，甚至腰椎间盘突出及腰椎滑脱。所以，养成良好的开车习惯，不要着急，更不要开快车，一切以安全、健康为前提，平稳、匀速地行驶，既能提高行车安全，又能有效减少腰部的负荷。

最后，也是很重要的一点，就是堵车等灯时间做做简易保健操。堵车让人心急如焚，常常会养成一批脾气火暴的“路怒族”，其实，不妨在堵车时放点舒缓的音乐，坐正身体，挺胸收腹，化“路怒族”为腰部“健康一族”。伸展肩背：右手伸至向前，不要使劲，以左手轻拉伸右手肘部，持续 5~10 秒。然后背部挺直，双手环抱住肘关节，然后将双臂抬起放在脑后，低头，眼睛向下看，同时深呼吸 5 次，再恢复到原来的姿势。让身体从腰部尽量向后仰，能加强腰背肌的肌肉力量。拉伸脖颈：双臂向后伸，双手抓住座椅椅背，尽量向前顶胸，脸向上仰成 45° 角。

S 医生来回答：腰突症患者的日常保健注意点

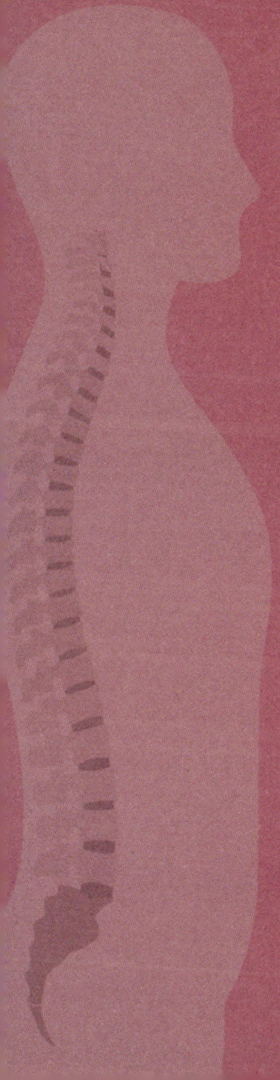

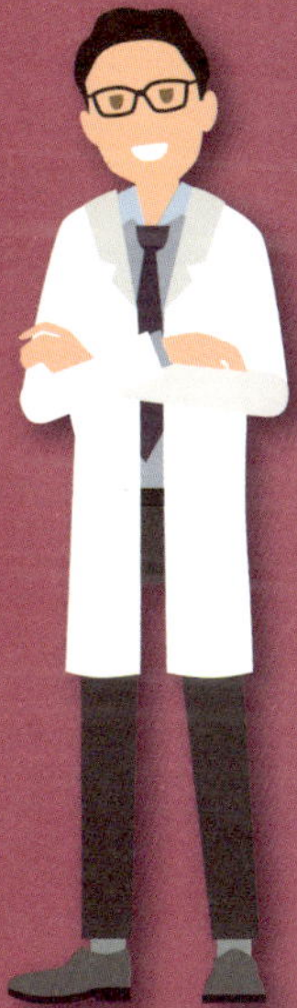

哪些食物对预防腰痛有帮助?

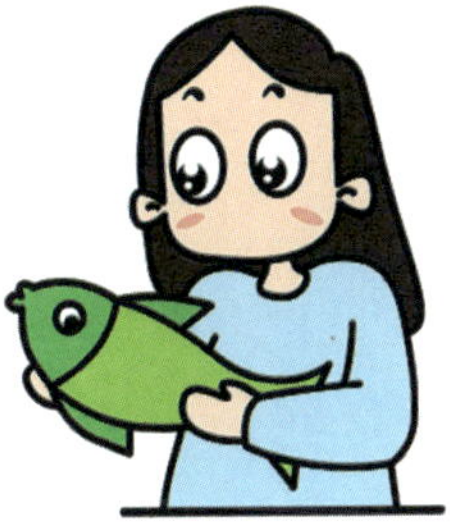

S 医生回答:“可使身体温热的食物”或可预防腰痛。

想要维持腰部关节的良好状态，摄食什么样的食物才好呢?

首先，最重要的是不要忽视日常饮食。各位应该都很清楚，饮食保健的基本原则就是：一天三餐摄取营养均衡的食物，餐餐吃八分饱。其中蛋白质是制造肌肉的重要“原料”，应充分食用肉、鱼、大豆制品等以避免不足。

另外，为了应对女性易于罹患的骨质疏松症，除了奶制品的摄入，也不要忘记积极摄取钙质较多的小鱼干、芝士、牛奶（包括酸奶）等食物。

除此之外，也请尽量摄取“温热的食物”与“可使身体温热的食物”。对腰来说，身体“变冷”是大敌，所以可利用姜、辣椒等会让身体温热的调料来烹饪食品，还要摄取热汤或热水等温热饮品。即使是在炎热的季节也要尽量避免过量食用会让身体“变冷”的食物与饮品，如啤酒、西瓜、冰淇淋或冷面等。

针对腰痛，还不可以缺少醋渍食物。醋具有消除肌肉疲劳、提升热代谢效率的作用，可以推荐给因久坐腰痛、腰或背部感到酸痛或紧绷的人。

近来黑醋或柠檬酸等可以直接饮用的醋制饮料也增加了，各位不妨试试。

还有竹荚鱼、沙丁鱼、鲭鱼、秋刀鱼、鲔鱼等鱼身带青绿色的鱼类（青鱼），由于富含DHA或EPA等多元不饱和脂肪酸，具促进血液循环的良好作用。不论是哪一种类型的腰痛，想要彻底治疗或预防，改善血液循环都是重要的前提。这些鱼可做成生鱼片、烧烤等多种形式的菜肴，在增加桌上菜色的同时，还为维护腰部的健康提供了佳品。

另外，想要维持腰或膝盖等关节的健康，可能有许多人会服用软骨素、氨基葡萄糖、胶原蛋白等营养补充品。利用这些补充品当然没有什么不好，但不能过度依赖。如果认为已经服用补充品，便忽略了平常的关节照护，那就是本末倒置了。为防止这样的情形，建议各位还是将这些营养食品定位为辅助作用，而不要忽视正餐。

推拿会使腰痛恶化吗？

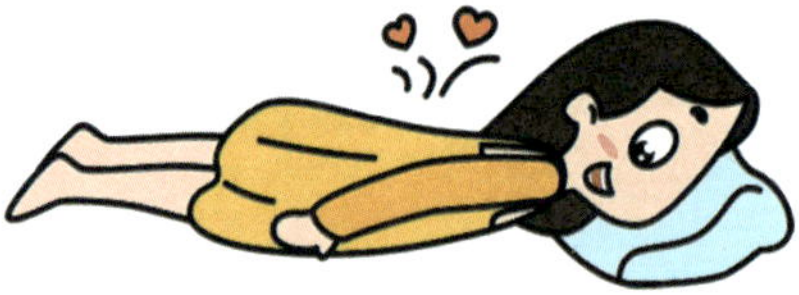

S 医生回答：不一定。如果是肌肉疲劳引起的腰痛，是可以推拿治疗的；如果不是，就需要其他治疗方案。

有很多人一直重复“腰部觉得疲劳→推拿按摩去”的行为模式。

但是，这种模式不一定适合所有人。推拿，终究只对肌肉疲劳有效。腰的倦怠或沉重感如果是由肌肉疲劳所引起，放松肌肉，使血液循环改善，便可能消除疲劳；但是，如果原因是出在腰椎或椎间盘，推拿反而可能会使病情恶化。

如果患者处于腰椎间盘突出症急性期，用力推拿有可能会使突出更加严重；如果是腰椎滑脱症，推拿或许会使疲劳性滑脱的状态更加恶化。如果反复感觉腰部有倦怠、沉重或紧绷等状况，很少只是因为肌肉疲劳，腰椎或椎间盘异常的情况比较多。还有，即使腰部的不适只是肌肉疲劳所引起，我也不建议给予腰部肌肉过于强烈的刺激。

喜欢推拿的人，大多都需要强力推拿手法才会觉得满足。而这样的人或许曾经历过在推拿之后第二天，有更加不舒服的紧绷与酸痛感。这就是推拿造成的反效果，也就是推拿的强烈刺激，使肌肉组织轻微地发炎了。

所以要推拿的话，最好采用轻柔的按压类手法，不要太过分刺激肌肉。

我也偶尔会去推拿，每次都要求轻柔按压 10 分钟。以推拿按摩对于肌肉的效果来说，抚摸般的刺激已经相当足够了。时间也不要太长，最好在稍感不足的程度便结束。腰部稍有不适便依赖推拿按摩，不主动去求医的习惯，最好还是改掉，如果想要尽快解除不适，回家利用网球做“品字骶髂关节调整术”反而更有效。

拇趾外翻会造成腰痛吗?

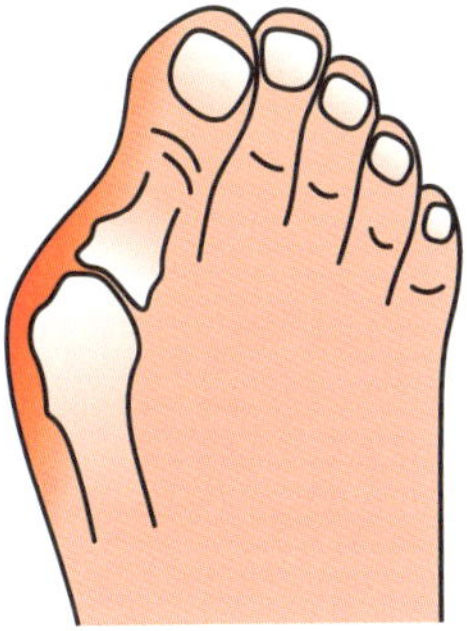

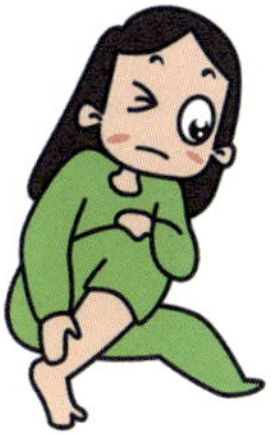

S 医生回答：虽没有直接的影响，但有间接影响，拇趾外翻会弱化脚掌的缓冲功能。

许多女性都有拇趾外翻的烦恼，其中一定有人担心这会不会造成腰痛。从结论来说，拇趾外翻虽不是造成腰痛的直接原因，但就缓冲性而言，确实有可能增加腰部或膝盖的负担。

缓冲功能下降，是由于前脚掌下方的足弓消失。脚从正面看为缓和的弓形，担负着吸收冲击的缓冲任务，当拇趾外翻，导致骨头严重变形时，这个弓形便会消失，因而造成脚的冲击吸收力下降，步行时的冲击和负担就会容易传递到膝盖或腰的关节。

近来药店或商场也有出售可支撑足弓的鞋垫等道具，可以尽量利用这些用具，增加脚掌的缓冲性。

腰痛要冷敷还是热敷？

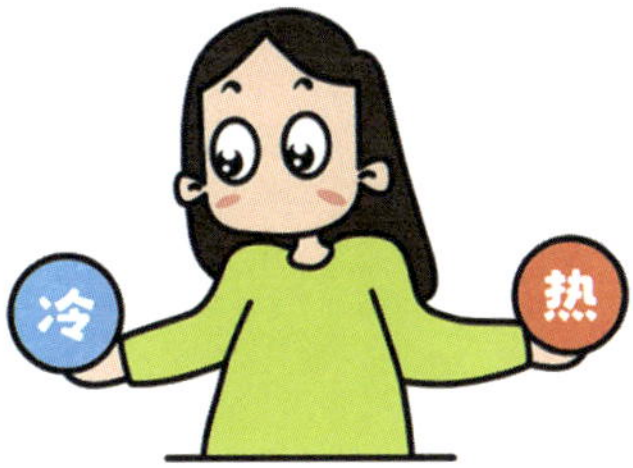

S 医生回答：发炎时冷敷，其他情况请热敷。

腰部或膝盖疼痛时，经常有人会犹豫要用冰感贴膏，还是温热贴膏，各个药房都会出售这两种贴膏。

冷热贴膏的功效并没有太大的不同，但若患部发热发红肿胀，明显有发炎症状时，一般先选择冷敷，其他情况则可选择热敷。尤其是脊椎管狭窄症与腰椎滑脱症等，会因为局部温度降低血液循环变差而导致症状恶化，所以基本上患部是要热敷的，还需患者特别留意。

不过，温热贴膏的加温效果其实不足够，所以我会建议使用市售的暖宝宝，隔着衣服贴，并且贴在患处附近来使用。

在寒冷的季节，仅仅是贴着暖宝宝，症状一般就会有很大的改善。不过要避免长时间使用暖宝宝，以免低温烫伤，尤其是老年人、儿童、糖尿病以及动脉硬化症患者。

闪腰后静养越久越好吗？

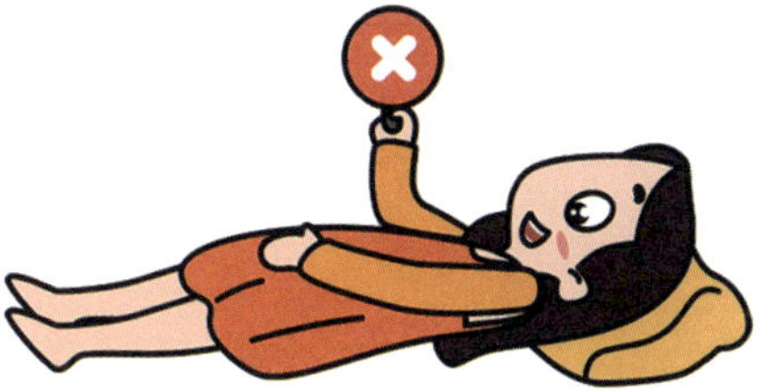

S 医生回答：需要静养，但静养不应过度。

闪到腰就是医生说的“急性腰扭伤”，最好暂停活动身体，并在床上安静地歇息。一般静养两到三天，静养太久是不好的。

通常闪到腰的急性疼痛在两到三天之后便会稳定下来，虽然仍会疼痛，但最好还是在可能范围内活动身体，恢复日常活动。如果因为"还是会痛"或者"不想恢复工作之后还继续痛"而不离开床，反而会因为平躺太久导致骨骼肌萎缩流失，从而复原更加迟缓。如果急性期过了依然疼痛剧烈，那一定要去医院寻求专业人士的诊断与治疗。

部分患者以为应该完全恢复后再活动，甚至有人一两个星期都离不开床。但是，长时间静养，骨骼肌会萎缩，肌力会减弱。尤其高龄者肌肉量下降的速度快，只要卧床约一星期，大腿肌肉就大幅变瘦的情况并不稀奇。

一旦腰腿的肌肉衰退，站立、步行等动作都会变得不顺畅，走路时可能会乏力，甚至跌倒。若是因而骨折的话，就更加离不开床了。

所以，时间太长的静养并不好，需要特别留意。

我常会告诉闪到腰的患者，如果可以走路了，应该戴上护腰，尽可能走动。可能走路时还是会感觉疼痛，但并不会使状态恶化，反而会恢复得更快。

请各位要记得“闪到腰后若是长期静养，后果会更严重”，在疼痛减缓之后尽快活动起来吧。

为防止腰部伤害使用双肩包比手提包更好吗?

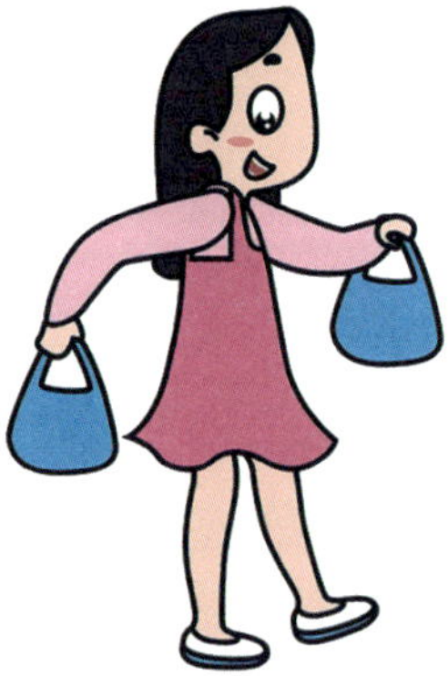

S医生回答：是的。拿东西时请尽可能“左右平衡”。

手上拿东西时，请尽可能维持“左右平衡”的原则。总是使用同一只手拿手提包或购物袋，身体的重心便会偏斜，腰椎或骨盆也会受到不均衡的重力。

因此，以通勤时携带的包包来说，比起手提包或侧背包，我更建议后双肩背包。因为考虑美观流行的因素，想使用手提包或侧背包的人，就要左右轮流，不要只使用单侧。另外，到超市或百货公司购物时，也要尽可能将购物袋分成两个，让左右手负担的重量均等。

上述单边提物的情况虽然都是小细节，但如果成为习惯、日复一日的话，身体的左右不平衡便不可小觑。尤其从事业务工作的人，手提的公文包重量如果很重的话，更要特别注意。

为什么尽量不要提超过20公斤的重物?

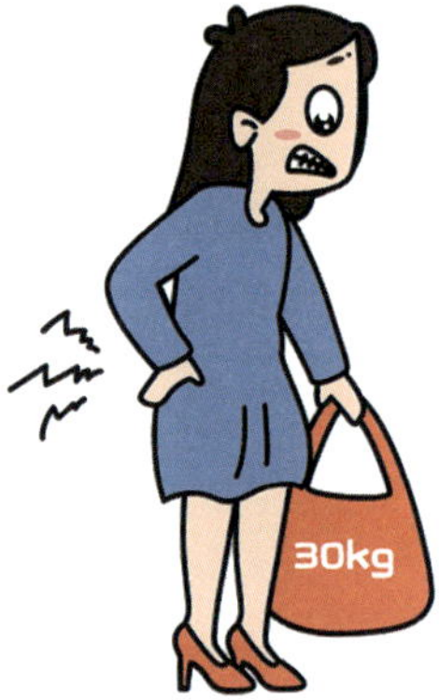

S 医生回答：是的，最好尽量避免，以免对腰椎带来额外的负担。

如果担心腰部问题，就尽量不要手拿重物。尤其是 20 公斤以上的东西，会对腰椎带来相当大的负担。尤其在腰椎的椎间盘相当疲惫的时候，再承受这么重的负荷，闪到腰或造成腰椎间盘突出症也就不奇怪了。例如在搬动盆栽时闪到腰的情况便很常见。

所以在大扫除或搬家等需要移动重物的时候，尽可能请家人一起帮忙吧。

不得已要搬重物的时候，请先蹲下，将重物拉向自己，再使用下半身的力量缓慢地将重物抬起。千万不要以弯腰的姿势，将位在下方的东西往上抬起。因为这动作会将上半身连同重物的重量集中在腰椎上，使腰部承受不住而受伤，抱孩子的时候也需要特别注意。

弯腰捡拾东西也“损腰”吗?

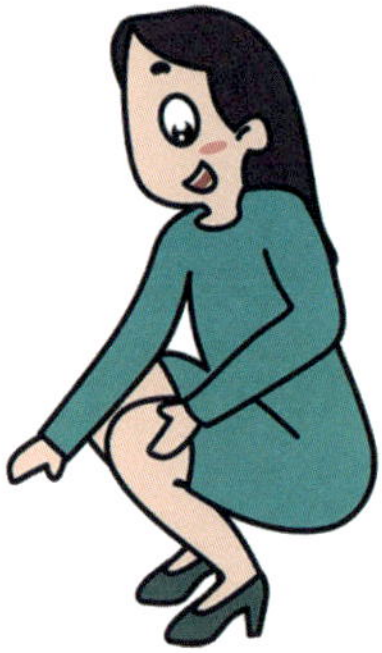

S 医生回答：为了避免腰部受伤，请不要弯腰，而应屈膝蹲下再将东西拾起。

用手拿起东西时应该要注意姿势，不只是搬动重物，连捡拾地面上的小东西，甚至是一张 A4 纸时也有闪到腰的可能。

为了拾起掉在地上的垃圾，或伸手捡拾从口袋掉出来的手机，或伸手捡拾从钱包掉出来的几个硬币闪到腰，在日常门诊中是相当常见的状况。捡拾地上的东西时，弯腰伸手的姿势是不合适的。像是把身体对折般的深度弯腰，会对腰椎带来很大的负担。平时久坐工作，使用过度的腰部太疲累，再加上这样大的动作，闪到腰的几率就会大大增加。

捡拾掉落的东西是生活中很常见的动作，几乎没有人会对这样的动作有危机意识。拿重物的时候多少会留意，但轻的东西就很容易轻忽，所以这种情形伤到腰的例子比较多。

那么，应该怎么做才正确?

捡拾地上的东西时，先蹲下再伸手，对腰椎就几乎没有负担。也就是说，不要弯腰，而是屈膝蹲下即可。

以屈膝替代弯腰，注意这个动作的话，应该就可以避免很多闪到腰的状况发生。尤其是习惯性闪到腰的人，请特别留意。

风湿会引起腰痛吗？

S 医生回答：是的，风湿以及寒气入侵都会引起腰痛。

《黄帝内经》提到导致腰痛等关节疼痛的一个重要因素就是风寒湿三种邪气杂至，从而使关节活动痹阻。其中风气胜者称为行痹，寒气胜者称为痛痹，湿气胜者称为著（着）痹。可见古人早就认识到风寒湿均是诱发腰痛的原因。

风寒湿邪的侵袭，导致血脉痹阻，运动不畅，从而引起腰部酸胀疼痛、麻木不仁等症状。西医认为本病的发生，与疲劳、受寒和潮湿有关，如久居湿地，劳累后冲风冒雨，不及时更换湿衣，夏秋季节睡觉不盖被子受风寒等。久而久之，可使受累的组织变性，造成缠绵难愈的慢性腰痛。风湿腰痛好发于肌肉、筋脉、韧带、脂肪和皮下组织。顾名思义，风湿腰痛最主要的症状是腰痛，腰部发沉，像有重物下坠，劳累后或阴雨天加重，晴天或气候温暖时好转；腰部前俯后仰活动受限制，不能长时间坐立；易疲劳乏力，全身酸懒沉重，患部怕冷。

本病一般病程长，缠绵难愈，治疗亦需持之以恒。熏洗是有效且便于在家操作的方法。熏洗疗法是将中药煎煮后，趁热对患部熏蒸或浸泡，使药性从毛孔直入病所。有祛风散寒，舒筋活络的作用，主要用于治疗风寒湿痹。现介绍几种常用的配方：

（1）海桐皮、桂枝、海风藤、路路通、宽筋藤、两面针各 30 克。水煎，每日 1 次，每次 20 分钟，连续使用 1 个月（《实用中医内科学》方）。

（2）川、草乌各20克，白芷50克，羌活、独活各50克，细辛10克，川芎、桂枝各30克，威灵仙、伸筋草、透骨草各60克。水煎，每日2～3次，每次15分钟，5～10天为1个疗程（贵州医学院附院方）。

（3）艾叶、红花各9克，透骨草30克，花椒6克。水煎，每日1～2次。

（4）土鳖虫12克，苏木30克，大戟6克，寻骨风20克。水煎，每日1～2次。

（5）桑枝、柳枝、榆枝、桃枝各70厘米。熬水熏洗患处，每日2～3次。

熏洗疗法的操作应在专业医生指导下进行。

此外，还应注意祛除病因，不能久居寒冷潮湿的环境；汗出时要及时擦干，特别是游泳和洗澡后，患部要擦干；腰部保暖。平时可利用零散时间搓热手掌，摩擦腰部，亦是一种行之有效的保健方法。

S 医生来回答：腰突症患者的日常运动注意点

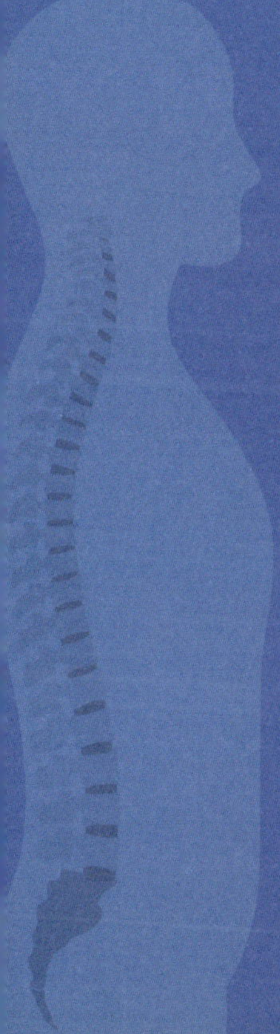

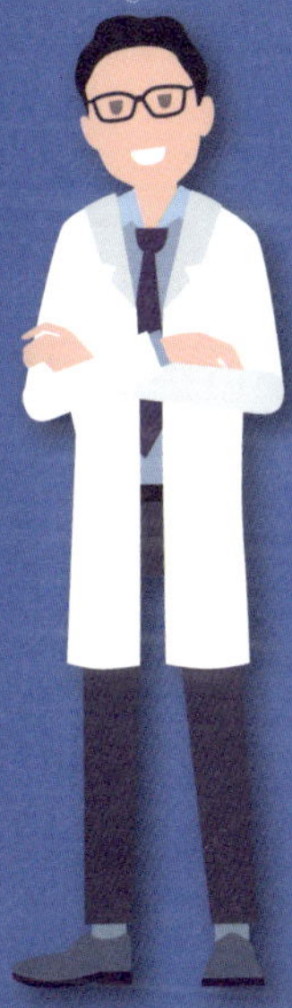

怎样运动才更健腰？

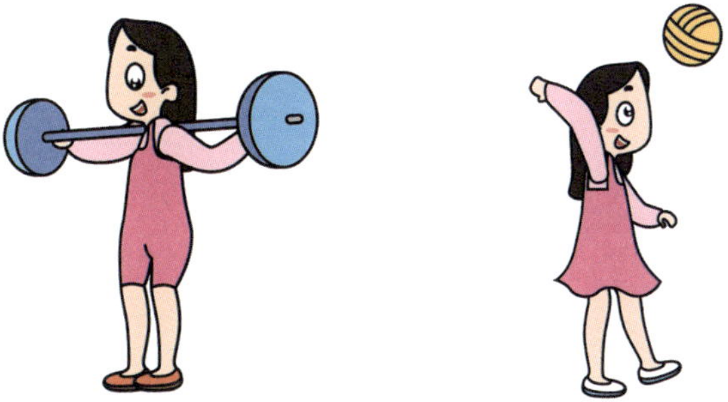

S医生回答：适度运动能健腰，但剧烈运动对腰部健康有害无益。

我的患者中也有许多运动员，从知名的运动员到小学生选手，他们参与的运动有篮球、网球、足球、手球、举重、棒球、田径、体操、蹦床、击剑、马术……多到数不清。这说明因运动而伤到腰的人非常多。

腰的动作是所有运动的基本。投、踢、跑等几乎所有体育运动项目，如果腰无法顺畅活动的话，便不会有好的成绩。

不过，有不少人的腰部不太好却仍坚持运动，这样便更加重了腰的负担。例如骶髂关节锁住的状态，全身的缓冲性会大幅变弱，运动时的冲击便直接落在腰上。尤其是与对手激烈接触的运动，那些接触会带来超乎想象的冲击，腰椎承受的伤害更是难以衡量。因此伤到腰的人比比皆是。

所以，我不太推荐普通人群长时间参与竞技性运动，如棒球、篮球、足球、橄榄球、田径等剧烈的运动。

如果是为了保持健康或预防生活习惯病而进行运动的话，健走或伸展操就够了。请务必养成轻度运动（有氧运动）的习惯，加重身体负担的运动不适合大多数以健身为目的的人群。

但对于专业或准专业运动员就另当别论。不过，在运动前后都必须切实做好关节保养。

另外，已有腰痛痼疾的人，应该要避免部分运动，比如脊椎管狭窄症的人最好不要打高尔夫球。因为这个项目挥杆时扭转腰部的动作，会造成脊椎管的压迫性狭窄，必须留意。

还有近来热门的马拉松或慢跑，有可能会令腰部、膝盖状况不好的人症状恶化。尤其不常运动的人，还是不要轻易尝试为好。

预防腰痛需要训练腹肌或背肌吗?

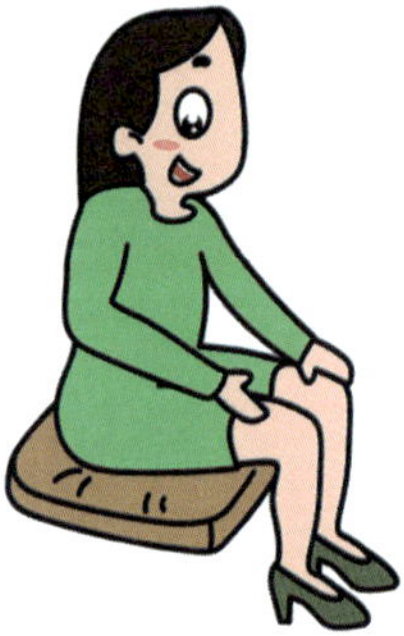

S 医生回答：不需要刻意锻炼某特定肌肉群。

常听人说，为预防腰痛，应该要训练腹肌、背肌。我认为这是不确切的说法。因为，哪怕是不断锻炼肌肉，以致腹肌区块分明的运动员也会腰痛。这就表示，即使在健身房拼命锻炼腹肌，也无法预防腰痛。腹肌、背肌的肌肉量，只要足以做出普通生活动作就绰绰有余了。腰周围有多少肌肉，都与腰痛没有直接的关系。

某位蝉联世界级冠军的拳击运动员也有腰痛烦恼，腹肌锻炼得如同钢铁般的他，为什么还会腰痛呢？其实是姿势的问题：拳击运动员基本上都采取身体前倾的姿势，所以在练习或比赛时经常会加重腰部的负担。

换句话说，想要预防腰痛，与其刻意锻炼腹肌、背肌，不如养成正确姿势和习惯。请各位牢牢记住这一点。

“品字骶髂关节调整术”适合不孕症人群吗?

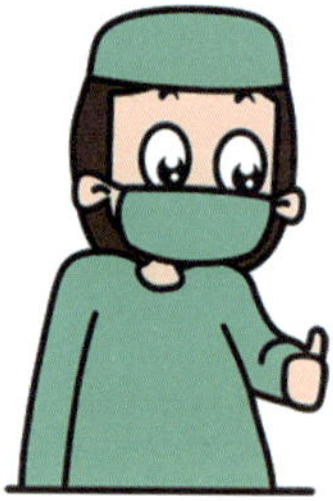

S 医生回答：可以，而且自我调整后成功怀孕的人很多。

我诊疗过的腰痛患者中，有好几位女性一直无法怀孕，但在接受过“品字骶髂关节调整术”之后便怀孕成功。因为“品字骶髂关节调整术”打开了骶髂关节，局部淤滞的血行恢复正常，在治疗中体温甚至会上升至冒汗的程度。血液循环变好、体温上升，盆腔内的子宫或卵巢等生殖器官的功能得到了改善与恢复。过去因为月经不调而烦恼的人，月经周期也逐渐变得规律稳定。再加上骶髂关节调整术之后，自主神经不再轻易紊乱，调控性周期的女性激素分泌也因而变得活跃。多数成功怀孕的人，或许就是综合这些原因，身体正向反馈所造成的良性循环。

腰不好颈部或膝盖也容易变差是真的吗?

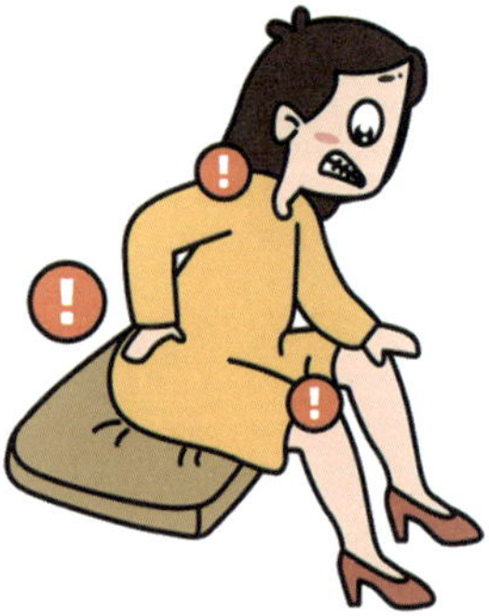

S 医生回答：是真的。身体关节的不适容易造成不良连锁反应。

人体是一个整体，不论做什么动作，都是身体各部位发挥功能，协调合作的成果。所以当其中一个关节出问题，也会影响到其他关节的活动，容易让不舒服的范围扩大。

尤其腰椎是全身的基础，骨盆的骶髂关节则是掌握全身缓冲功能的关键。主要关节的活动力变差的话，当然不会只是腰部不舒服，而会波及全身。

其中最容易受到影响的部位，便是颈部与膝盖。腰部有伤痛的人，颈部或膝盖也出现疼痛的几率是相当高的。

我在门诊也有很多颈部或膝盖疼痛的患者，而当我诊察这些患者的腰部时，发现所有人的骶髂关节功能几乎都出现异常。当骶髂关节没有发挥缓冲功能时，颈椎关节或膝盖关节等支撑身体重量的负重关节，便不得不直接承接身体所遭受到的冲击或重力，经年累月下来，这种勉强支撑的后果，便以颈部或膝盖疼痛等症状呈现出来。

所以我对颈部疼痛或膝盖疼痛的患者，也必定会进行“品字骶髂关节调整术”。

读者朋友是不是觉得颈部痛或膝盖痛却治疗骨盆关节有些不可思议？但是在我来看这是理所当然的做法。颈部与膝盖关节，通常都与骶髂关节连动，进行“品字骶髂关节调整术”时请患者活动颈部或膝盖，骶椎也会随之活动，由此可知这些关节是互相联动的。

所以，如果没有恢复骶髂关节的正常，改善负重关节间的互动，是无法治好颈部或膝盖的不适的；只要让腰部这个基础稳固的话，也就会改善颈部或膝盖的状况。

估计读者中应该也有不少人的颈部或膝盖有点状况吧？这些状况不能单纯只治疗颈部或只治疗膝盖，而必须以腰为中心，全面调整身体关节的互动才能收效。

治疗腰痛时要尽量找出避免腰痛的方法吗？

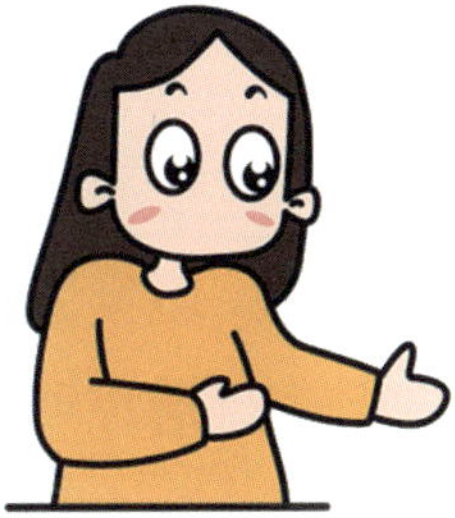

S 医生回答：是的。与其横冲直撞地勇往直前，不如掌握避免腰痛的秘诀。

从我长年的临床所见来看，患者当中“认真努力”型的人非常多。

他们在接受治疗时会非常热忱地询问各种问题，

也确实遵守“这么做比较好”的建议，而且在下一次的治疗时，还会详细报告症状的变化，以及实践了我的建议之后有所改变的地方。

但是，请容我说一句泼冷水的话……正所谓物极必反，太过认真也是不好的。

首先，就从自主神经与腰痛的关联来说吧。太过努力的话，自主神经会倾向交感神经，而容易使紧张或焦躁的情绪高涨。这样的状态也会引起肌肉僵硬或血液循环恶化，对治疗腰痛来说，并非有利的倾向。所以，面对治疗的时候，比起红着眼睛发誓“绝对会痊愈”，不如稍微放松肩膀，轻松地面对会比较好。

如果由我提供治疗腰痛的秘诀，我认为不是“过度积极”，而应该是“合理避免”。腰痛这个问题，原本便是因为均衡变差的腰部结构直接承受了冲击或重力，所以擅于避免冲击或重力的人是不会腰痛的。也就是说，掌握避免冲击非常重要。不论是腰椎间盘突出症或脊椎管狭窄症，患者必定找得到不会疼痛的姿势，所以只要巧妙避开疼痛的姿势，就能大幅改善腰痛。

面对腰痛这个难缠的对象，比起正面冲突，还不如保持适当的距离，巧妙躲避对方的力量，反而比较容易有好的结果。也就是说，选择姿势时，比起正面承受，以闪避来对应是比较好的。

腰的构造，原本便具有躲避冲击或重力的柔软性。请各位务必运用这样的特性，腰痛恢复过程中不要太过用力，巧妙地避开疼痛就可以了。

S 医生来回答：理性认识腰突症

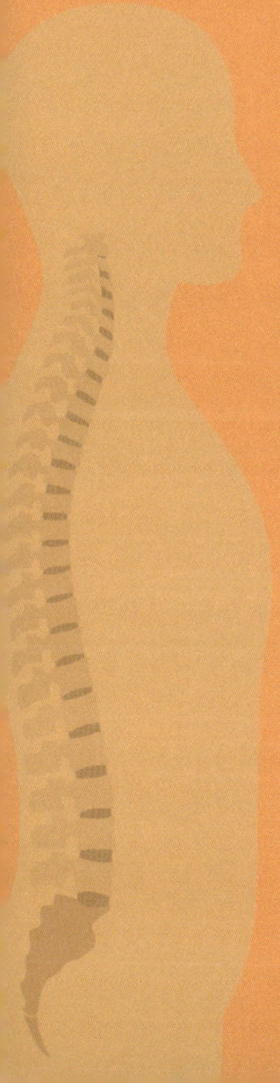

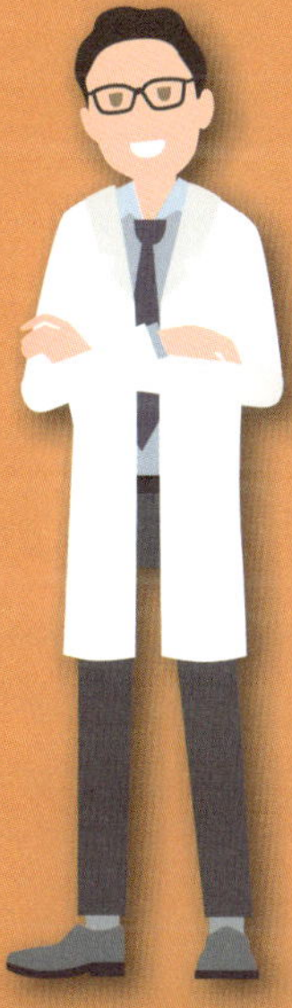

腰痛一定是腰椎间盘突出症吗？

S 医生回答：不一定。

腰痛的原因多种多样，据统计在成年人群中，除了腰椎间盘突出症外还有其他因素，常见的有腰肌劳损、棘间韧带损伤、肾结石、腰椎结核和肿瘤等，因此腰痛不一定都是腰椎间盘突出症。

患了腰椎间盘突出症会出现腰不疼却腿疼吗？

S 医生回答：是的，一部分腰突症患者的首发症状是下肢疼痛或者麻木。

很多人不理解腰椎的疾病为何会引起腿疼，实际上是因为突出的腰椎间盘压迫了神经，而这些神经支配了下肢的感觉与运动，所以会引起下肢的疼痛，这种疼痛的特点为放射痛，可以沿着臀部放射至大腿后侧、小腿外侧或者后外侧，部分患者还可以放射至踝部、足背或者足底，可以伴有麻木、冷热感、无力等症状。上述疼痛可能在咳嗽或者用力大便时加重，平卧休息时可以减轻症状。

腰椎间盘突出等于腰椎间盘突出症吗？

S医生回答：答案是否定的，不等于。

腰椎间盘突出仅仅只是一个病理现象，当纤维环破裂，髓核突出，影像学可见腰椎间盘突出或脱出，但无腰腿痛、下肢痛麻等临床症状，我们称之为腰椎间盘突出，属于一种非病理状态。只有当腰腿痛、下肢痛麻等临床症状出现时，才能被诊断为腰椎间盘突出症。

突出的腰椎间盘还能缩回去吗？

S 医生回答：突出的腰椎间盘能够缩回去的可能性微乎其微。

椎间盘的突出是人体退变的一种生理变化，所以随着年纪增长，每个人都会有不同程度的突出，长期久坐或体力劳动多的人退变就会更早更明显。部分突出的腰椎间盘出现吸收或者回纳，指的是巨大的突出或者突出引起明显的临床症状，通过治疗和功能锻炼后，椎间盘明显减小并使临床症状减轻或消失。

研究发现，腰椎间盘突出的重吸收机制与血管化因素、自身免疫、炎性反应、组织脱水、细胞凋亡等密切相关。目前对于腰突症椎间盘重吸收的研究尚存在争议，不过既然还没有定论，我们更应当发挥中医药综合保守治疗的优势，以解决患者的痛苦。但是有一点应当谨记，如果合并大小便失禁、严重马尾神经症状以及进行性神经功能障碍的话，或者保守治疗无效并进行性加重的话，就应当尽早采取手术治疗。

附录 1　护腰，摆脱六大坏习惯

（1）弯腰搬重物

正确的姿势应是蹲下，拿稳物品后，再依靠腿部力量慢慢站起。

（2）半躺或半靠姿势

当人半躺或半靠时，腰椎会因缺乏足够支撑使原有弧度改变，腰椎间盘所受压力增大，诱发腰椎间盘突出。

（3）久坐

长期从事伏案工作的人，最好每 60~90 分钟就站起来走走。坐的时候，头和腰椎的重心连线应垂直于地面。

（4）不正确的走路姿势

正确走路应挺直腰背，目视前方，人的重心垂直在一条直线上。

（5）长期仰卧或俯卧睡觉

最好是侧卧睡觉。

（6）长期穿高跟鞋

建议鞋跟不超过5厘米，穿着时间也不宜过长。

附录 2　急性腰扭伤保健膳食方

首乌黑豆乌鸡汤

材料：制首乌 15 克，黑豆 50 克，乌鸡半只，枸杞子 10 克，红枣 3 颗，盐适量。

做法：将乌鸡洗干净，下锅焯水。将制首乌提前泡一晚上，黑豆泡涨后加入，其他材料洗净加入，煮 2 小时后加盐即可。

功效：滋阴养血，补益肝肾。

适宜人群：适用于肾虚导致的腰腿酸痛乏力者。

食用方法及注意事项：

1. 每周 1~2 次，5 次为 1 疗程。服用 2 个疗程症状无明显改善需及时就医。

2. 大便溏泻及有湿痰者慎服。

3. 服用何首乌需要严格控制剂量，如一次性大剂量服用何首乌，易导致身体出现恶心欲呕、腹痛，甚至出现皮疹以及四肢发麻的情况。

4. 建议有肝病史或者其他严重疾病的患者，需在医生指导下服用该类药膳。

5. 何首乌忌用铁器烹饪。

三七地黄瘦肉汤

材料：三七（打碎）12 克，生地 30 克，大枣 4 个，瘦猪肉 300 克，生姜 1 片。

做法：各物分别洗净，入砂锅，加适量水，大火煮沸后改小火煮 2 小时至瘦肉熟烂，待食用时方下盐。

功效：活血化瘀，止痛。

适宜人群：适用于气滞血瘀型的腰部扭挫伤者，对于体内有瘀，积瘀化热，胃纳不佳者有辅助的疗效。

食用方法及注意事项：

1. 饮汤吃肉，隔日 1 剂，5 剂为一疗程。服用一个疗程症状无明显改善需及时就医。

2. 孕妇忌用。女性经期及哺乳期需在医生指导下食用此药膳。

杜仲猪腰汤

材料：杜仲 20 克，威灵仙 15 克，猪腰子（猪肾脏）1~2 个。

做法：先将杜仲、威灵仙分别研粉，后混合拌匀，再取猪腰子（猪肾脏）破开，洗去血液，再放入药粉，摊匀后合紧，一同放入碗内，加水少许，用锅装置火上久蒸。

功效：补肾，壮骨，强腰。

适宜人群：时有头晕眼花及腰膝酸软者。

食用方法及注意事项：

1. 吃猪腰子，饮汤，每日1剂。

2. 孕妇忌用。女性经期及哺乳期需在医生指导下食用此药膳。

3. 肝肾阴虚，肝阳上亢，症见舌红苔少，脉弦而数者不宜饮用本方。

4. 有的猪腰会有臊味，需要剔除猪腰白色部分，在烹饪猪腰时加入适量的黄酒可以消除，如果猪腰非常腥，再放少许醋，就可以完全清除猪腰的臊味。

红豆薏米冬瓜粥

材料：红豆100克，薏苡仁100克，冬瓜150克，黄精30克。

做法：煲粥温服。

功效：化湿利水，补益肝肾。

适宜人群：关节炎或腰部慢性疼痛同时伴有四肢浮肿者。

食用方法及注意事项：

1. 可以作为日常早餐食用，每周食用 2~3 次。

2. 女性孕早期忌用。女性孕中后期，哺乳期需在医生指导下食用此药膳。

3. 汗少、便秘者不宜食用。

薏苡仁较难煮熟，在煮之前需以温水浸泡 2~3 小时，使薏苡仁充分吸收水分后便于煮出有效成分。